U0054495

思想觀念的帶動者

文化現象的觀察者

本土經驗的整理者

生命故事的關懷者

心靈工坊 PsyGarden

STORY

在奔馳的想像中尋找情感的歸屬
在迷離的經驗中仰望生命的出口
在波動的人性中釐定掙扎的路徑
在卑微的靈魂中趨近深處的起落

暗夜星光

告別躁鬱的十年

思瑀 著

獻給我的家人
被我訊息轟炸的醫生
總是陪我聊天為我禱告的你們
還有，笑著說我是少女，總罵我是智障的那些朋友

推薦序一

人類心靈，珍貴潛力

許佑生（《晚安憂鬱》作者）

1

思瑀念高中時，被診斷出罹患躁鬱症，從此青春人生變了調；升大學後，她如苦行僧般，累積敏銳的感知、觀察，在心靈工坊出版了她的第一本書《親愛的我，你好嗎：十九歲少女的躁鬱日記》。藉由這本書，她具體捏塑出了一座青年受難像，爲自己釐清，也幫助讀者近距離認識了神祕的躁鬱症。

時隔十年，這是思瑀的第二本書《暗夜星光：告別躁鬱的十年》，我們急迫地關心她一路行來過得好不好？

全書是一份穿透思瑀躁鬱症年代的刻版紀事，傷痕累累；但我卻不合宜地想到了早年讀羅蘭巴特《戀人絮語》，那種有時會掩卷而笑的溫暖感。

身為躁鬱症患者，回頭追憶從罹病至療癒的逝水年華，雖說不必然一定是聲嘶力竭，甚至鬼哭神嚎；然而她在書中，卻以低低絮絮耳語似地訴說，一篇章一扉頁，娓娓道來。思瑀的筆端下，把躁鬱症安排成披著「絮語」的一層外衣，應是為了減輕大家對躁鬱症的驚恐，不顯得那麼沉重，不想拉著一干人等通通跑到幽冥兩界悲傷啜泣。

這幾乎像是一場無傷大雅的惡作劇，書中的兇惡躁鬱症假扮成一個戴微笑面具的小惡魔，直到眾人心防卸下，小惡魔才露出「**Got You**」（哈，給我逮到了）的猙獰嘴臉。

我完全可以體會，思瑀在寫作第一本書《親愛的我，你好嗎：十九歲少女的躁鬱日記》時，一邊受盡磨難，一邊得血淋淋書寫，已筋疲力盡。十年後，她逐漸邁向康復，選擇了不同的寫作方式，以較為抽離的視角，來「紀念」躁鬱症。

這次，她技巧地區隔為多篇獨立章節的「絮語」書寫形式，將一座躁鬱症變形金剛，一根根螺絲鬆掉，一支支鐵柱拆開，一塊塊面板移除，直到惡靈全身分解，終做不得大亂。她也終於可以無懼與躁鬱症面對面。

明白了絮語在書中扮演的重要角色，就能讀著讀著流淚，卻也讀著讀著莞爾。書中一段段的自白，一段段的對話，表面可能在談驚心動魄的「自殘」、「噩夢」、「哭泣治療」、「不自殺切結書」、「我無法理解杜鵑窩」、「重大創傷」、「疼痛讓我不再疼痛」等，都進入絮語的輕聲細語訴說方程式，她跟著議題一起哭，也一起笑（至少苦笑），最後與議題互相顧看，聳聳肩，撒嬌地向它們說：「唉唷，眞是的，你們喔，嘖，眞不知道怎麼說你們。」

思瑀透露了，這麼些年，她找到與躁鬱症平和相處的法門。回顧當年諸多經歷，才能在驚心動魄的用語下，竟還可幽微讀出一絲她懂得苦中作樂的幽默。

2

當我讀罷文字，看見了夾在最後的幾頁圖畫，頓時宛如進入一片寧靜海，心一凜，眼乍亮。

最初，我以爲是出版社邀請專業插畫家提供作品，使本書圖文並茂，讓心靈閱讀、視覺解讀兩者一塊兒「最終平衡地落幕」，緩和了全書文字一波一波引發的衝擊。但當我得知，這些畫作都是思瑀親筆所繪，不免驚呼連連。

這是思瑀第一次住院時，獲得醫師贈送的一本禪繞畫，沒有繪畫基礎的她在一切（如手機）都被院方取走之後，百無聊賴，一筆一描開始勾畫，消磨時光。

她指出，「這些構圖創作絕大多數時間，我是在腦中一片空白下完成的。完成後才發現，原來我把內心的掙扎都畫出來了，令我非常震驚。」

禪繞畫，原始的出發點，在於透過工筆細膩作畫過程，培養入禪一般的心澄意靜境界。這對一般人已屬高難度，更何況是發自一顆被躁鬱症撕裂扯碎的心？例如其中一幅〈花團錦簇〉，整張紙畫得滿滿的各種花卉、草葉、枝藤圖騰，簡直是一針併一針，繡出中國四大名繡的楚繡（屈原曾讚譽楚繡「篡組綺縞，結琦璜兮。紅壁沙版，玄玉梁兮」）。

我很好奇，躁鬱症如同水星，它在衆行星之中最靠近太陽、同時卻擁有極熱與極寒氣候（冰火二重天），遭到如此巨大的溫差挾持，她究竟如何進入繞啊繞的彷彿禪定？顯示禪畫？船過，留有一衣清晰水痕？

特別是她說明當創作這幅〈花團錦簇〉時，她的情緒是暴躁；只因爲她心中不斷說服自己，試圖在醫院裡充滿希望，遂以各式各樣的花表達生意盎然。

嗯，正是這般了，這些畫極可能都是她顛覆無垠惡浪的定海神針，都是她十指當爪深掘出來的自我救贖。我因此震撼地見識了人類心靈的宏大潛力，固然被憂鬱症、躁鬱症、各種精神疾病折磨得奄奄一息，但依然有潛能成爲壓不扁的玫瑰，轉化身心靈的血跡斑斑爲一團奼紫嫣紅。

3

精神疾症，相較於機器儀表可以具體追蹤、且提得出證據的生理疾症，常被忽視、誤解，病人在承受纏人病痛之外，很多時候還需忍受親友和人際關係的汙名看法。反觀，如心臟病、癌症、各類器官疾病等都有醫療機器診斷的憑據，看得一清二楚，沒有模糊空間。不會被當作裝病、自我神經質，周遭還立即構成一張堅強的親友後援會網絡，愛之護之。

但精神疾病者，不易像上述的生理疾病具有說服力的證據，多數會面對一再的質疑，欲信不信，或不知從何幫助起的困惑，或即使有支援也終會耗磨掉別人的耐心，而淪入長期單獨奮戰。

因此，以我的觀察，包括我自己罹患憂鬱症的二十年病史經驗，精神疾病的病友都可說是自己的英雄（即便可能有人自認是狗熊）。就算那些所謂敵不過而走了的人，我也覺得他們是奮鬥過的戰死英雄。

不管是多年抗病有成、或始終病得歪歪倒倒，無論姿勢多麼難堪，無論程度多麼煎熬，英雄們往往都獨自噙淚嘶吼，度過無數日夜。

幸好，病友們除了自己堅忍奮戰，身邊總會出現像思瑀這樣的英雄，經由深刻書寫其罹病、病發、康復、再度發病及再度康復，循環迂繞，讓我們一方面提高病識感，另一方面跟著水裡來火裡去，持續洗滌，垢盡乾爽，最後如沐浴在療癒之光中，獲得價值無法形容的「互體治療」；即閱讀別人感動肺腑的生病書寫，從中得以安慰抒解，而激發提升了自我療癒力。

也很慶幸，思瑀的書寫，同樣助益了對神祕躁鬱症不了解的讀者、社會大眾，提醒關注自身、周遭親友的身心變化，避免太晚自救、太晚伸出援手的遺憾。

謝謝思瑀的示範，永遠不忘記、永遠也不忽略，人類心靈中自然藏有這一股珍貴的療癒潛力。

推薦序二

自己生命的專家

蔡伯鑫（基隆長庚醫院精神科主治醫師）

我是一個精神科醫師。

其實我不懂，爲什麼像這樣的一本書非要找一個精神科醫師來寫推薦序，好像我們眞的能「推薦」什麼似的。或許是人們總認爲，醫師才是躁鬱症的專家吧。

但眞的是這樣嗎？

這是一本作爲一個人去書寫自己的情緒與疾病的故事，更是透過情緒與疾病的書寫去看見一個人的過程。

疾病從來不等於人，重要的是，在那個過程中，我們如何回應那些接踵而來的挑戰，如何思考那些徘徊不去的疑惑，並一步、一步地建構出自己是誰。

很高興身為一個醫師、也身為一個讀者的我，有機會參與、並見證這樣的一段生命歷程。

而那從來不只是疾病。

終究每個人都是自己生命的專家，也是自己生命的作者。

然後，生命總會繼續下去，不管以任何姿態，不是嗎？

作者序

暗夜星光

出版社和我討論書名時，我最想拿掉的就是「躁鬱」兩個字，但這也是最不可能拿掉的兩個字。

生活中，我們試圖把一切盡可能地分門別類，給予一個名詞或是定義，簡化成爲共同的認知，省去了複雜的溝通與解釋，但每個人對同一個字詞，眞的都能有相同的理解嗎？若以一到十分來表示對程式編輯器C++的理解程度，許多網站都曾轉述C++之父史特勞斯特魯普（Bjarne Stroustrup）認爲自己只有七分。如果一位世界公認最著名的C++開發者都無法全然理解自己所開發的程式，我們又如何能夠取得共同認知，表達我們對同一定義有相同的理解？或許這個舉例不是這麼合宜，如果換作動畫《大英雄天團》的療癒機器人杯麵（Baymax）站在我們的面前，關心地問我們：「一分到十分，疼痛程度有幾分」時，縱使我們正受到一樣的傷害，每個人主觀上疼痛的感覺分數會相同嗎？

試想你和我對躁鬱的理解與認知，我們和醫生對躁鬱的理解與認知，醫生和DSM對躁鬱的理解與認知；當等號彼此相連，差異是否眞的不再存在？是否就不再存在代溝、不再存在誤解、不再存在恐懼、不再存在歧視、不再存在冷漠、不再存在同情、不再存在電視劇《我們與惡的距離》那句：「神經病就是要關起來，他們這樣四處亂跑，我們的日子還要不要過」這股壓抑迸裂的憤怒？

每次聽到神經病，我都在心裡微微一笑；如果眞的要做定義，我是精神病，不是神經病。就像繩結上面串了幾顆水鑽，我也不過就是生命中串了躁鬱這顆特別的水晶，是我生命一位特別而個性多變的朋友；一位拉著我讓我跌跌撞撞，拖到我傷痕累累，鬧得我哭笑不得，但也時常帶給我超乎期待的驚喜與內心深刻觸摸的夥伴。

學習與這位可愛又不可愛的朋友共處，十年來跟著她一起摸索著成長，學習一起面對生命的功課與責任，一起畢業，一起進入職場，一起認清長大後不再像學生時代可以把自己鎖在宿舍不去上課，依然得撐起所有的無能爲力打起精神，在失眠的狀況下拖著疲憊的身體繼續工作。學習彼此親密而不可分割，學習社會喜歡用特別的眼光看待我們。

我們不可怕，我們永遠都還是你們的家人和朋友。我們想好好生活，我們有喜怒哀樂；我還是會開懷大笑，還是會生氣憤怒、沮喪哭泣，但不代表每次我都「生病了」。躁鬱、失眠、幻聽、自傷、自殺，是這十年來常常與我相伴的幾位朋友，在她們的包夾下，我住院，我接受心理諮商，而我不斷地重新學習和她們一起努力維持正常作息，取得生活與社會間的一種平衡，而在這個平衡的背後，是我多麼想在一份工作中穩定下來，彷彿穩定的工作代表我能夠「正常」生活。我回應了躁鬱、失眠、幻聽、自殺與自殺，卻又在這個過程中再次跌倒，重新回望生命旅程中的陪伴，重新思索我的生命該如何與之和平共處；我的生命該為此停留，與之同行，還是拋下一切昂首展開新的旅程？

與其說這是一本病人誌，我覺得更是一個故事，一個混雜著許多不足以致命的小事，卻時時緊勒住讓生命窒息的故事。然而，我們還是走過來了；不能說是勇敢，更多的可能是妥協、堅持、徘徊、不願放棄、還有捨不得離去所愛。十年，不管繞了多少路，我終究走到這裡；我完成學業、畢業、進入職場，而我現在穩定工作。但我也可以換個方式這麼說：十年，我住了幾次院、工作不穩定好幾年、沮喪受挫、時不時還是失眠、天氣轉變偶爾躁鬱還是攪擾，突然情緒陷落時看到美工刀還是感覺到衝動。這些都是我。我唯一的肯定，是十年前我不相信自己能夠走到此刻，所以我現在也有理由相信，未來不管還有幾個十年，我也一樣能夠走下去。

精神疾病，絕大多數不符合社會期待。但文字以及成為商品的書本，或許，會讓人選擇看見我們。我無法代表躁鬱症，也無法代表精神疾病病友；然而，如同梵谷的畫作《星夜》，在漆黑的夜晚中，當愈來愈多的故事被看見，夜晚會布滿星光，黑夜會成為星夜；

雖然星光閃爍微弱，卻能明亮夜晚的恐懼。
而同行的陪伴與溫柔，就是我們夜裡最美的星光。

目次

contents

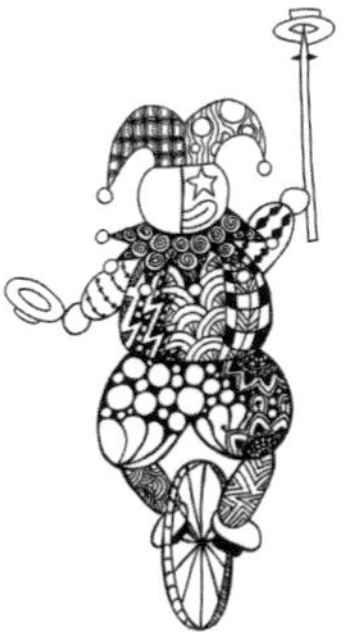

目次

contents

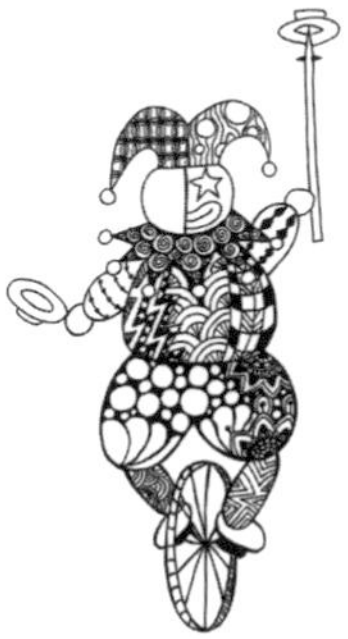

CHAPTER. 1 進行式

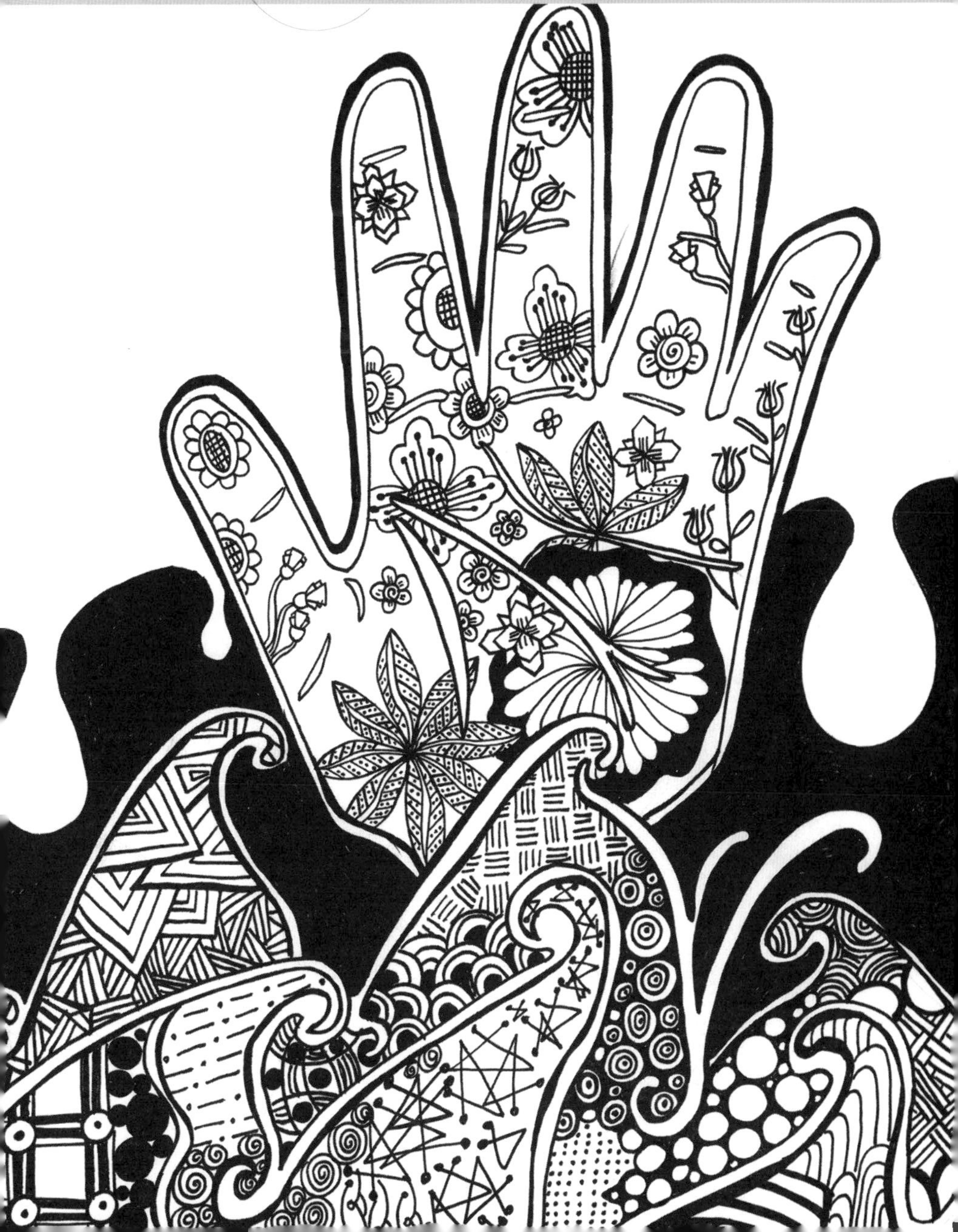

拉扯的木偶

所謂的熟悉

什麼事情是對每一個人都普遍熟悉的呢？呼吸起伏的規律？心跳的節奏？口渴的感覺？想吃的欲望？

溺水的時候，再熟悉的呼吸規律，似乎也顯得陌生了。運動後汗流浹背帶來暢快，但心跳似乎也不按原本的節奏脈動了。炎熱夏季時對於喝水的需求，好像也因冷氣房的舒適不再口渴難耐。感冒四肢無力全身痠痛的不適，美食當前也無法再燃起飽餐的欲望。

我其實並不熟悉這些從出生伴隨我到如今的每個基本生理步調；緊張會忘記呼吸，心臟偶爾也想對我舉牌罷工，對食物的欲望隨著肚子愈趨團結而顯得退縮，而喝水則是迫於醫生的千叮萬囑。

那我又怎能說我熟悉伴隨我至今僅僅十年的躁鬱？

高中二年級，十七歲，躁鬱悄悄參與我的生命，即使我是如此無知，依然無法將其拒於門外。二十七歲，確診服藥第八年，躁鬱早已在我腦中蓋好豪宅；豪宅一旁緊鄰著峭壁深淵，深淵萬丈直通地獄，暗藏著利刃交織火海，而黑暗氛圍是必須的環繞，用著淒厲的尖叫邀請，歡欣鼓舞地期待隨時的縱身一躍。豪宅的另一旁是廣闊藍天，遠方帶著柔和而不刺眼的陽光，樹上架著萊特兄弟不算滑翔翼也稱不上飛機的飛行器，但翅膀百分之百是用希臘神話中伊卡洛斯的羽翼打造，保證可以飛上藍天，也保證絕對粉身碎骨。豪宅裡面有狂歡舞廳，有寧靜書房，有空無一物伸手不見五指也觸不到四周的黑洞，有放滿緩減焦慮的「安定文」以及安眠藥「fm2」的小藥房，有擺滿各種不同刀鋒角度的小刀專區，有被衛生紙淹沒的垃圾場，而衛生紙上布滿血漬以及被淚水鼻涕濕透的汙穢。

有滿滿的鏈條，牢牢鎖鏈著一個幾乎沒有氣息的猙獰，同時被無數的利刃刺穿。

而那沒有氣息，被鎖鏈，被刺穿的，是我早已感覺不到的心跳。

雲霄飛車

故事通常需要前因後果，需要起承轉合，需要來龍去脈，需要高低起伏。都說是情感性疾病，但要說躁鬱這個故事，沒有前因後果，沒有起承轉合，沒有來龍去脈，還好，高低起伏落差之壯觀，倒是精彩可期。沒有毒品讓我亢奮，也沒有重大創傷讓我低落，一切發生得都很自然，就像睡覺會繼續呼吸心跳一樣的自然。

但自然從來不代表熟悉。

很多人喜歡用雲霄飛車來比喻躁鬱，我想，這或許只說對了四分之三。假設最高點爲狂躁，次高爲輕躁；最低點爲重鬱，往上是輕鬱；中間，則是所謂的情緒平穩。

總還缺少了什麼，姑且說是四分之一吧！雲霄飛車沒有辦法同時處在高點與低點，但躁鬱，混合著同時出現，對我而言從不意外。不熟悉，不陌生；不親切，不討厭。不好解釋，不好想像，只能說絕不是個邊哭邊笑的瘋子。

遊樂園裡，我一向只敢玩旋轉木馬；沒想到在眞實的生活中，我搭著一班又一班的生命雲霄飛車，不用排隊，無法退票，不管是否有高血壓心臟病，一次又一次的強迫上車，衝突著摧毀我只想要旋轉木馬溫柔親切的人生。

黑洞

其實憂鬱不等於眼淚。

好像某個時點，人就突然墜下去了；沒有一個觸發點，靈魂好像就這麼被吸走了。似乎一切都顯得沒有意義，眼中看到的世界，瞬間變得茫然，好像霧裡看花，好像在看一齣戲。但這戲劇如日常生活一般的瑣事，索然無味而冗長，理所當然無法有任何樂趣。行屍走肉似乎都無法正確詮釋，是一種，感覺被困在身體裡，身體卻不屬於自己；是一種，會隨時想確認我究竟是否還屬於自己，會疑惑地觸摸左胸是否還在跳動，會疑惑地質疑爲何對自己的興趣失去興趣，然後不解地拿起書本閱讀，困惑地想著爲何我會被如此擾人的文字吸引，隨即丟下書本癱坐在椅子上。

我是誰？我爲什麼在這裡？我爲什麼活著？生命是什麼？活著又有什麼意義？人生有什麼值得開心？生命有什麼價值？

答案永遠是終歸無有。

一股想哭的衝動，卻找不到想哭的原因，在自己還沒察覺的當下，眼淚就流下來了。沒有痛哭失聲，但就是無法控制地哭著，哭著同時疑惑著自己爲何哭泣，然後哭到被自己的負面控訴淹沒，而在淹沒中總算找到理由任憑淚水滑落。

「爲什麼哭？」

我也好想知道。

所有的感覺都被剝奪了，沒有喜怒哀樂，甚至連生理需求似乎都消失了。不需吃飯，不需喝水，甚至不太如廁。睡眠時而占據整天，時而多日找不到睡眠的蹤跡。只剩一種很深很深的空洞，而我竟懷念起哭泣的感覺，因爲如此想哭，但上帝卻好像在創造我時忘記爲我放下淚腺，完全喪失哭泣的能力。好像身體裡有個黑洞，不斷地吸，吸光了原本擁有的情緒反應，吸光了生命所有的期待與樂趣，吸光了生活的動力與能力。身體是癱軟的，任何一個動作都顯得疲憊，只剩思考持續運轉，在大腦中努力搜尋任何一件微不足道的小事，可以無限放大成爲自殺的合理藉口。

大腦永遠能找得到自殺的理由。多年前的人際問題、我的存在是他人的負擔、我的一生擺脫不了情緒的循環……當理由不足以成爲理由，或是理由對於說服自己如此困難，大腦終究會給予一個理想藉口：「生命最終仍是死亡，時間早晚毫無差異」。

但我連改遺書，寫遺書的動力，都被黑洞吸走了。

而大腦繼續溫柔地博取我薄弱理智的信任。

「自殺，上帝會原諒我嗎？」

「有可能會原諒。不管神是否赦免，都不可能比現在更糟。」

我不是想結束生命，我只是想結束當下的全部。結束感覺不到痛苦的痛苦，結束感覺不到自己的空洞，結束感覺不到明天的絕望。

而我只剩生命可以結束。

難以掌控的救世主

對信用卡的感覺，是種愛恨交織。喜歡它的方便，討厭它是如此過於方便。某個時刻，房裡突然充斥著一些我不懂的喜好：精緻的別針，即使我從未有配戴的習慣；各種顏色的裙子，即使我從不穿著裙裝；好幾幅的數字油畫，即使我從未有過耐心作畫；莫名的各種日用，即使我回家幾乎只會洗澡睡覺。當然，也有些不太確定是需要還是根本不合邏輯的欲望：兩星期買了五十幾本書，訂製的名畫海報，數量多到足以讓我使用一輩子的紙膠帶。或是，突然冒出的需求：蘋果官網所有的產品，即使我對電子產品毫不熱衷；淘汰所有的家電產品換成最新旗艦，即使我根本不會使用到這些功能；國外旅遊的行程，即使我對搭乘飛機充滿恐懼。

至今我仍不明白，這些「喜歡」與「想要」，究竟與平常的自己有何不同。而我同時困惑，平時除了買書幾乎不購物的我，為何會有想要買下全世界的欲望？

電腦再怎麼能夠同時多工處理，我想也沒有我的大腦來得多工、迅速、有創意。如同飄在一個空間裡，隨處都有行程的規畫排演，如電影一幕又一幕地彩排。好多創造的想法在空間中建構，一個新的發明，一個新的創作，一個新的提案，一個新的規畫。無限的聲音環繞，無數的新知藉由不同的聲音傳達，快速地在空間中整合。藝術的奪目，眼未曾見的美麗，不斷在腦中勾勒，興奮而讚嘆。邏輯思考建構，重塑我一個新的生命，無限地展開，目不暇給。計畫與夢想如雨後春筍，盼望與未來堆疊綻放，希望時間快速進行，完成腦中快速進行的明天。

一個全新的世界：前瞻、科技、未來、便捷、智慧、瑰麗、人性……我可以在地上建構天堂，而且比天堂更爲天堂。不僅是生活秩序社會法律的烏托邦，也是物質科技精神自然的烏托邦。

好多時候，我是多麼渴望分享，分享我腦中所看到與感覺的全部。一切是如此完美得無以訴說，那些超越理解的建構與美麗，而我是所有創造的源頭。

我不是救世主，但我可以改變世界。

溫和彷彿突然從我的性格消失，而言語的攻擊性與衝突不斷在生活開演；耐性不知去向，煩躁感如同小蟲爬滿全身，坐立難安。隨時都想出門亂晃，但騎車在路上又痛恨交通秩序規則，特別是紅燈的停止勒令。知道不該飆車，但油門的加速帶來快感，帶來興奮，帶來一種痛快叛逆的不顧一切。大腦從來不肯停止運轉，唱著歌，想著計畫，籌算著平常從不思考的哲學，莫名的雀躍，剝奪夜晚睡眠應該的到訪。一天可以寫作數萬字，一天可以讀完數本書籍，一天可以說話說到喉嚨沙啞。

醫生說，還好，躁得可愛，至少不會出去亂搞。

我笑了，只有醫生覺得可愛。所謂的朋友也者，早已氣得頭上冒煙，永遠從我生命消失。不過還好，回頭想想，閱讀寫作，眞是躁得可愛。還好我的興趣是閱讀寫作，至少是社會覺得可愛的興趣。

改變世界失敗，要繼續在這個世界活著，還是可愛一點，比較可愛。

攪和

摔書、撕書，對書蟲如我來說，簡直褻瀆知識。

但我不知在意向中褻瀆了多少次，也不知實際失控褻瀆了多少次。

憤怒地大吼，同時帶著淚水；情緒夾雜著兩者極端，失衡卻詭異地攪和出現。倒在床上毫無力氣，什麼也不想做，想一直躺著直到死去，但大腦卻興奮地計畫無限藍圖，催促著快點行動，身心兩者反差的衝突令我撕裂。

攪和著，全都攪和著。不管反差多大，無論衝突多巨，同時攻陷著身心城池，侵略又和親，如同從古到今的外交局勢一樣令人費解。

我槍斃了自己，一次又一次的，我槍斃了自己。

當綿羊躍過柵欄

漫長的黑夜

我常常覺得，一夜好眠，對我是種奢侈的幸福。

失眠是如此熟悉，但我始終無法習慣它的同在。平常總在許多時候感慨著時間流失得何其迅速，但只有在失眠的夜晚才懂得長夜漫漫，才懂得時間滴答如此緩慢。試著用各種方式讓自己困倦，某個失眠的夜晚甚至用廢紙摺了好幾個小時的紙垃圾筒，以為單調的無趣能疲乏我的精神，卻毫無果效。紙垃圾筒堆滿了三層櫃，睡眠遺留在逝去的時間中，但短針卻吝嗇得幾乎不肯繼續前進。

朋友一個又一個從網路下線，夜貓再多終究要睡，最後只剩一人獨自在深夜索然無味。窗外一片死寂，燈光熄滅，連城市都已入睡，不自覺地被孤單與寂寞吞噬。從不敢多碰咖啡因，小心翼翼地滴茶不沾，同時拒咖啡於千里之外；睡前調暗燈光，睡前不碰電子產品，睡前不讓精神亢奮，睡前保持放鬆不焦慮無謂瑣事，睡前……好多好多的睡前，我按著所有的睡前不可與睡前應該，但更多的時候，沒有入睡，又何來睡前？

「睡前，來顆安眠藥？」大腦對我說。

「哼，別傻了，你以爲只要一顆，我就可以睡著嗎？」我不以爲然地輕視大腦。

捕夢網

揮別依賴安眠藥的日子，多數時候，我很快入睡，並且有較他人爲長的睡眠需求。但更多時候，我猶豫著是否應該入睡。睡眠對我而言充滿恐懼：血腥、殺戮、地震、火災、死亡、關係破裂、凌虐、發瘋失去理智……每個夜晚，我一次又一次地驚醒，同時感覺夢境的疼痛繼續在我身上蔓延。一晚驚醒三次是平常，五次是日常，嚇醒後再也不敢入睡是偶爾，哭到浸濕枕頭是常態。這些噩夢也不會因爲服用安眠藥而消失，反而像是被安眠藥打昏睡死在夢中，怎麼也無法從恐懼中醒來，深陷在其中如同被凌遲慢慢虐死。疼痛在夢裡何等眞實，破碎在夢裡何等清晰，無助在夢裡何等切身，崩潰在夢裡何等完全……隔日披著一身倦怠，渴想睡眠卻又如此畏懼睡眠，緊繃而令人無力。

大學，因著失眠與噩夢，我買了捕夢網掛在宿舍床頭。

按照美國印第安原住民的信仰，捕夢網能夠捕住好夢，阻擋噩夢。據說羽毛能夠通往夢境，而貝殼或是木頭等等不同的飾品，帶著不同意義的保護功能，如同保守人的心靈。淡水老街上，許多店家都有販售捕夢網。我總是在老街從頭走到尾，仔仔細細地記住每張捕夢網，然後溯著記憶找回心中最美的編織，悄悄帶回床頭。如同鳥兒仔細為捕夢網理著羽毛，我將對睡眠所有的期待寄託在這簡單的裝飾上，自己都覺得愚昧可笑。

如此多年過去，而今，我的房間，仍有一面捕夢網掛著，那是我不久前特別從淡水精挑細選的獨特捕夢網。五面網子，成雙成對的貝殼，飄逸柔順的羽毛，但缺少了當地信仰中重要的木頭。

捕夢網從來不曾改變我的睡眠，我也不再相信捕夢網真的能夠驅逐噩夢留下美夢，但它畢竟捕捉了些什麼。是無以言喻的黑夜，是破碎哭泣的無助，是茫然失措的青春，是渴望天明的盼望。

是，我永遠不懂的寧靜。在洪水泛濫之際，我心中的那片寧靜。

這是第幾隻綿羊

數羊從來不會比較好睡。

數了一晚的綿羊，數到最後不僅沒有睡意，反倒讓大腦更加亢奮。因爲我算著一隻又一隻的綿羊越過柵欄，而柵欄另一端的綿羊愈來愈多，愈來愈擠；空間不斷往上延伸，綿羊奔跑跳躍追趕，成了無重力的立體空間城堡，四散綿羊。

還得追著綿羊跑，追到我忘記算到第幾隻綿羊，不管從哪個數字繼續數下去似乎都不太正確，而我因此愈加清醒。

「下次數到五十就好。」姊姊說，「算了，我看數到十就好，一直從一數到十，不斷反覆，這樣會不會好一點？」

我說好。但我想著，她畢竟不懂失眠。某日讀書，意外發現原來國外流傳失眠者數羊可以幫助入眠的說法，是因爲英文中sleep（睡覺）與sheep（綿羊）發音相似，所以數羊有種類似自我催眠的作用。我瞬間恍然大悟，大大鬆了口氣；原來不是我的錯，也不是綿羊的錯，而是英文的錯。學習英文一向有障礙的我，不自覺哈哈大笑。知道這一點後，數羊仍帶著一種我永遠不懂的美感與詩意，但總算讓我不再繼續被綿羊淹沒，或許也是種睡眠的突破。

我輕鬆一笑，擁擠的綿羊，顯得如此可愛。而夜晚依舊安靜，安靜中，指針即使緩慢仍然往前。轉著轉著，一天又過去了；睡著睡著，好幾年就這樣溜走了；愣著愣著，對安眠藥的依賴消失了。晚上不用吃到八顆安眠藥，不再開玩笑說去夜店被下藥我也不會睡著，也不再把所謂的約會強暴藥丸當糖果吞。我忘了數到第幾隻綿羊，忘了擁擠的綿羊穿著多麼厚重的大衣，忘了軟綿綿的羊毛有多麼舒適，忘了無限放大的空間塞滿綿羊有多麼壯麗，卻又帶著不協調的逗趣。

我忘了數到第幾隻綿羊，失眠已逐漸遠離，但噩夢依舊盤旋，一覺天明沒有驚懼仍然是奢侈的幸福。不過，太多人一覺到天明，但他們從未覺得這是美好的祝福；而我卻能偶爾感覺到幸福，甚至在醒來時感動到哭著感謝上帝給予一個美麗的夜晚。

能夠眞正感覺到幸福，或許才是眞正的幸福。一覺到天明，在心裡那股甜甜感動的特別滋味，幸福美好得無可取代。感動著流淚感謝上帝，我終於懂了何謂含著淚水看天，必能看見彩虹。

而彩虹，永遠是天上最美的應許。

有聲音告訴我

許多時候，我想拿槍抵住太陽穴，毫不猶豫地扣下板機。不是爲了自殺，純粹只是想要炸掉自己的大腦。我從來沒有邀請任何人於我腦中小歇，更別提申請永久居留，但幻聽總是霸道地不請自來，甚至鳩占鵲巢地舉辦徹夜狂歡的派對，癱瘓邏輯思考的正常運作。

曾在深夜被敲門聲喚醒。房門沒鎖，而碰碰碰的聲音也未曾停止；我瞥了一眼鬧鐘，三更半夜，我完全不想克服疲憊下床應門，並暗罵一聲又是幻聽作祟，同時想著此刻敲門者不是鬼就是小偷，還是繼續與被褥溫存，比較實際。大雨傾盆，備妥雨具外出，才發現外面陽光普照，地上滴水未沾。又是一個無言而無奈的玩笑，同時帶著一股想要施暴凌虐大腦的衝動。

而這是我最可愛的幻聽，無傷大雅，不會模糊眞實，充其量只是幼稚討厭的惡作劇。至少，大雨傾盆以及叩叩叩的敲門聲，不會告訴我應該去死。

耳機

我和朋友聊天聊得愉快。談到近況，討論不久後的計畫；說了笑話，聊了八卦，同時計畫著何時要北上與她再次見面。突然，我愣了一會兒，大腦快速推演確認：沒錯，我們兩人身處不同城市。我瞥了一眼手機，看了一眼電腦：沒有來電，沒有使用即時通訊軟體。

我在跟幻聽對話，而且聊得盡興。

我嘆口氣回到「眞實世界」。生活、社交、工作……還能應付，還能維持，還能繼續，還能「表現正常」。再撐一下下，總是會「正常」的，總是會「好」的。

但我不確定我是否瘋了。不確定我是否正在否認生病，不確定我是否過於沒有病識感，不確定我是否應該回診吃藥，更不確定我是否能繼續維持正常的生活、社交、工作……

於是，上班時，我開始戴上耳機。因爲我總是聽見主管或同事叫我，而我反覆問他們找我何事，令他們充滿困惑。於是，我戴上耳機，這樣所有的人要找我都會自己走到我的面前，因爲他們會認爲我戴著耳機所以聽不見外界聲音，要找我的話非得走到我面前不可。於是，我可以忽略所有我以爲聽到的呼喚，而我能繼續工作，正常的工作。即使耳機不見得播放音樂，但戴上耳機掩飾著我的幻聽，掩飾著幻聽造成的困擾，掩飾著對工作可能造成的問題，將我安全地包裹在一個正常世界的美麗糖衣中。

自然的真實

幾乎毫無例外，每個人或多或少都有幻聽。當我們焦慮地等待電話，隨時都覺得自己手機在響，確認後才發現只是自己想太多。唯一的不同或許在於，當事件解除，幻聽便消失，而我所聽到的聲音，卻是反覆確認，仍然不停止其存在的眞實感。

在模糊的印象中，不太確定的拼湊起一段對話。曾有人問諾貝爾獎經濟學得主約翰．納許（John Nash），聰明如他，爲何無法分辨幻覺的眞實與否。約翰．納許回應，當這些幻覺如同數學發現一樣眞實地來到心中，爲什麼他會無法相信？

因爲幻覺如此眞實，如此自然，眞實而自然到就像生活中的任何一部分，那麼爲什麼，我會選擇相信這些自然而眞實的一切只是幻覺，而非如同其他自然而眞實的一切，自然而眞實地確信它的存在？

我的大腦在唱歌。安靜的房間中，我被吵到完全無法入睡，派對徹夜狂歡，而我筋疲力竭。

自然而眞實，眞實得讓我想開槍轟掉大腦，只期待開槍後能偷得片刻安寧。

你為什麼不去死

絕大多數的時間，幻聽離我的生活很遠。但當情緒亢奮或是陷入憂鬱，幻聽總會趁虛而入。亢奮時，幻聽像是個幼稚任性、對凡事躍躍欲試的少年；低落時，幻聽不斷說著我有多麼不堪，不斷做自我控訴，不斷告訴我周遭的人有多麼討厭我。在我的幻聽眼裡，我比垃圾還不如；我不僅本身如同垃圾應該被丟棄，甚至不可回收利用，骯髒汙穢到流浪貓狗乃至老鼠都鄙視於啃食觸碰。

「所以，你爲什麼不去死？」

「你死了大家都會鬆一口氣。根本沒人愛你，也沒人在乎你，你對他人就是個無法擺脫的負擔，早點死對大家都好。」

「你永遠不會改變，只會一再的循環。但，只要你死了，一切就可以結束了。」

「你死了就算會有人難過，也都是短暫的，每個人都會走過去，他們會有新的人生。但如果你繼續活著，就是你把別人的人生給毀了。」

一開始，只是大腦紛擾的聲音。逐漸的，聲音成爲我思想的一部分，聲音的謊言成爲我所相信的眞理，聲音的驅動成爲我理性的行爲。我開始計畫死亡，規畫如何致死，盤旋著何時退場是最合適的離開。

想活下去，但也好想結束這一切。我多次告訴教會牧者：「姊姊，如果我的大腦哪天又壞了想自殺，你可不可以想辦法救我？我一點也不想死……」但好多個當下，腦中只剩下幻聽催促著我自殺，而執行自殺計畫反而成爲我的生活重心。

微躁的幻聽，顯得可愛的多，但同時也令我憤怒而煩躁。大腦永遠開著派對唱歌，同時多首進行，飆歌競演。

「聽聽詩歌睡覺吧！」好多人這麼跟我說，而我心想你們根本不懂這建議與安慰的可怕。無法停止的歌唱，就算是教會的詩歌也會成爲咒詛，咒詛不停的在我腦中敬拜，敬拜到我再次想拿槍轟掉腦袋。再怎麼疲憊，我都被吵到難以入眠，用枕頭摀著耳朵，口裡不斷呢喃「耶和華是我的牧者」，但聲音怎麼也不會消失。好幾次說著說著，我不知爲何的哭了；好幾次哭著哭著，我才終於恍惚地睡著了。

幸運

記得曾看過一篇報導，一位研究者想理解幻聽者的感受，於是錄製了自我謾罵的錄音，以全罩耳機整天播放，同時試圖一邊正常工作、生活，結果發現根本無法專注做任何事。最後他受不了，拿下耳機，說無法想像整天要與這些聲音共處的生活。

我笑了，感到一種幸福的安慰。絕大多數的時候，我是如此幸運，不需要被這些聲音攪擾。從耳朵實際聽到的聲音，或是大腦裡時而喧鬧時而啐唸的聲響，儘管不請自來，但也會識相地在幾週之後自動離開。或許會再次來訪，但多半還是自己乖乖站在門外。somebody（大人物）與garbage（垃圾），在幻聽眼中連一線之隔都沒有，任意遊走操控我的意志。當腦袋送修完成，深呼一口氣，活著是如此眞實；何其幸運，在紛擾的世界裡，我比大多數人更能深切體會寧靜的美麗。

不是somebody也不是garbage，就只是我，平平凡凡，安安靜靜，只有我一個人的自己。

血字的控訴

傷

蛇就這樣爬上了我的心頭。沒有嘶嘶的吐舌，沒有響徹的擺尾，蜿蜒的，在我心頭上狠狠留下牠走過的痕跡。捲曲扭轉的噁心，比心臟上滾燙的熱血還要複雜，醜陋的註記告訴我躍動的規律已經被牠占據。

我毫無防備，措手不及而慌亂地看牠如軍隊攻陷城池般一一攻陷我的肢體；肩膀、手臂、手腕，不斷地蔓延，就連下肢都開始遍布牠狂妄的記號。雙腳無法站立的疼痛、手臂剮割的刺痛陣陣襲來，而胸口的起伏早已顯得吃力。蛇，在我的肢體上插滿了得勝的旌旗，肆虐著用毒液流竄我全身，使我麻痺得無法動彈，連吸氣延續生命都顯得困難。

一切都已結束。我閉起雙眼，渴想進入安息，卻感覺到蛇纏繞住我的靈魂，用牠瘦長的身軀緊緊綁住我，如同孫悟空頭上的緊箍兒，愈趨縮小的咒詛。

「現在才是開始。」我聽見蛇開口說話，牠的頭竄升到我視線前方，對我露出毒牙微笑，用舌頭舔了舔我的雙頰滴下貪婪的唾液，噁心至極但我卻無力閃躲，只能任憑擺布。

「你是我的奴僕，你的靈魂，你的心，你的肉體，全是我的。」蛇嗅了嗅牠在我身上爬行後流下的鮮血，黃澄澄的大眼滿是挑釁的興奮，用牠冰冷醜陋的唇貼在我的傷口上大力吸吮。

「血腥的盛宴。」蛇噁心的微笑，撇了撇頭，竟緩緩鬆開我的靈魂，離開我的軀體，恍惚中只依稀聽到牠讓我期待下次的拜訪。毒液讓我心神模糊，沉睡後醒來，想著又是個可怕的噩夢，卻看見肢體上滿是蛇爬行過後的痕跡，才知道一切都是可怕的眞實。

「永遠別再靠近我。」我哀求著，無聲哀求著，但卻不知道該向誰或向何處哀求。

而我總是聽見耳邊嘶嘶奸笑，感覺全身被勒緊無法呼吸。一次又一次的，蛇在身上爬行的痕跡愈來愈多，在靈魂上烙下的坑疤愈來愈深，在心上刺下的印記愈來愈扭曲。

然後我哭著，無聲地哭著，無感地哭著，一次又一次地哭著。疼痛蔓延，毒液卻麻痺了理智，反覆循環。吶喊呼求的聲音愈來愈小，嘶嘶的奸笑愈來愈狂妄大聲。

「求求祢，這次，可不可以求祢也不要放棄我？」

一無所知的無畏

我其實很怕血。

看到鮮血，我總是一陣暈眩，反胃作嘔。不管是傷在自己身上，旁人身上，或是電視裡偶爾馬賽克不完全的畫面，都會令我感到極度不舒服。對血的暈眩反應，親近的朋友無一不知。記得國中有次生理期去洗手間，等在門外的朋友還試著喚我，看我是否仍有回應，擔心我昏倒在洗手間裡。現在回想不禁微笑，淡淡甜甜的，一種單純與眞摯交織著青春的滋味。

不只怕血，我膽子也很小。有次學校要幫我們抽血，我哭得驚天地泣鬼神，沒有成功感動醫護人員，倒是被全班同學圍觀大笑；朋友抱著我，把我的頭別過去，用身體擋住我的視線，同時惡狠狠地對周遭看好戲的同學破口大罵。

至今我仍不明白：膽小、怕痛、看到血總是頭暈反胃作嘔的我，爲什麼會拿刀割傷自己，並且因此成癮。爲什麼平常膽小的我，會毫不畏懼的拿起刀子？爲什麼平常怕痛的我，會因刀子刻劃的疼痛感到興奮？爲什麼平常畏懼鮮血的我，當看見自傷的豔紅渲染整個手臂，會如此目不轉睛，甚至想要舔舐傷口，深吸血腥的刺激？

自傷的衝動，總是不停在胸口壓迫，體內將隨之爆炸的衝突，不斷崩潰理智，混雜著不安的肢體顫抖，以及大腦對疼痛的渴望，款款深情地呼喚，如影隨形，深植在靈魂某處已被全然掏空的深淵。我是如此不解；書籍、網路資料，整體的論述似乎怎麼也無法完全地適用單一個體，至少對我而言絕對無法完全適用。我試著整理這黑暗而誘人的渴望，用旅程來形容自我傷害是詭異的；但或許，姑且可稱之爲黑洞或流沙，吸取抽乾靈魂的「靈」，只留下「魂」行屍走肉的飄蕩。

故事的開始

每個故事都有個開始。童話故事的開始通常溫馨歡樂，而我自傷故事的開始，則是源於一次幼稚的憤怒。

第一次有意識的自我傷害發生在國小六年級的美術課。記得當時手中創作到一半，一位和我感情很好的同學突然從背後摀住了我的雙眼，不管我怎麼說，她就是不肯把雙手移開。我的右手拿著剪刀，左手拿著作品，情緒逐漸轉爲憤怒。我將剪刀刀口張到最開，用刀鋒抵著我的左手上臂，再次要求同學把手放開。她拒絕，「有種你割啊！」我很快速地劃下去，我聽到她叫了一聲，她的手也從我臉上鬆開了。我不記得疼痛，只記得血一直流，有種莫名的得意。

老師派同學左右各一個抓著我的手把我送去保健室，接下來的記憶就模糊不清了。只記得接近放學時間，我開始感到恐懼，恐懼爸爸來接我時看到我的傷口會責罵我，而我又該用什麼理由告訴他是我自己拿剪刀割的？我習慣坐在副駕駛座，左手臂的傷口實在過於明顯，但夏天沒有長袖可以遮掩。我記得我異常恐懼，恐懼著即將到來的責罵。

但爸媽根本沒有發現。我看著自己左手臂那一道艷紅的傷口微微紅腫，爸媽沒有罵我，我卻無法克制地感到難過。很痛。即使到此刻，即使已經過了這麼多年，我仍然覺得很痛。手臂不痛，當時的我懂得不多，但我仍然哭了。

疼痛讓我不再疼痛

我幾乎不記得了，只記得高二不知道從何時開始，我嘗試用美工刀自殘。我跟著我看到的幻影，我知道她不存在；但每到晚上，我感覺她坐在我的床邊，而我在書桌前讀書。她會拿起美工刀割腕，而我會問她是否疼痛。有一天我開始模仿她，但我並不想自殺，便放棄割腕而選擇割左手上臂。我記得我邊哭邊回應她說，眞的不痛。我哭著，割著一刀又一刀，然後在深夜用清水洗淨傷口。我沒有做任何包紮，幾乎也都只是輕微的傷痕。憂鬱嗎？我也不知道。我只知道我一緊張就想要割手，疼痛讓我不致於感到如此疼痛。這樣說似乎有點奇怪，但眞的，當刀劃過手臂時，刺痛感反而讓我胸口的疼痛得到緩解，也讓我的不安得到平靜。當時，我並沒有習慣隨身帶刀。當我再次覺得無法忍受，我會用右手抓住左手臂，抓得很緊很緊，抓到指甲把左手劃出血來。隔天，左手會有點瘀青，和明顯的紅腫，觸摸會有灼熱的刺痛。我也會用手去摳自己的掌心，甚至根本沒意識到我正在傷害自己。

憂鬱嗎？或許。我記得我覺得沒人在乎我，沒人愛我，而我消失也不會有人傷心難過，父母眼中似乎只有哥哥，我好像空氣一樣對他們是如此理所當然，而哥哥卻是他們的一切。這種感覺一直持續到躁鬱症發作，父母開始陪伴我就醫才消失，我才覺得父母在乎我。高三，自我傷害的行爲停止。當時因爲爺爺驟逝，我每天看著他的照片哭泣；如果可以回到當年，我想我會選擇用自傷轉移悲傷，用疼痛麻痺這份疼痛，用疼痛感覺存在，用存在感覺心跳；然後我會不安地按著左胸，告訴自己我仍然活著。

懲罰與洗淨

我對大學一年級的記憶依然是模糊的，只記得我總是在對父母怒吼。在台北就學，不管他們多擔心，我畢竟就是在台北。不知道爲什麼，我再次開始自我傷害，並且無法克制的自傷成癮。甚至於，即使是在課堂上課，我也會在座位拿刀自傷，只是會將自傷的位置轉到手掌，避免被同學看見。每個晚上，我至少要割自己的左手臂三十幾刀，事實上，我懷疑更多。我會在室友都入睡以後，一個人下床開啓檯燈，在黑暗中自傷，而黑暗與寧靜本身就令我沉迷。這種情境讓我覺得我是被拋棄的，而我如此痛恨自己。我會一直割，割到我情緒呈現麻木狀態，麻木著而又呆愣不解自己正在做什麼。我會先用刀子刮掉剛結痂的傷疤，然後再重複割在受傷的位置上，讓疼痛的感覺加劇。我很喜歡看著鮮血慢慢迸裂，享受著手臂滿是鮮血，不做任何擦拭，然後看著鮮血逐漸地凝固的過程。

等我從恍神中恢復，我充滿罪惡感，想著爺爺在天上看到一定很難過。大二受洗後，基督教信仰使我在自傷過後無法面對上帝，自卑、罪惡的情緒，完全的淹沒我。我覺得自己很髒，每次自傷完都告訴自己是最後一次了，但看到傷口，我就覺得我是壞孩子，所以我必須懲罰自己，所以我必須再次自傷，然後不斷的循環。同時，因爲我很髒，而傷口是罪惡的，所以我必須洗淨她。於是，我會不斷用香皀或是沐浴乳洗淨我的傷口，清水與沐浴用品的疼痛刺激，讓我有種快感，一種懲罰與救贖的交織，即使我知道這其實也是種變相的自我傷害，但想洗淨自己的黑暗欲望仍然強烈。

期待

我一直想完成他人的期待，也一直覺得我從來無法達成他人的期待。信仰上，我覺得神對我是失望的，對自我的要求，也讓我覺得我永遠不會成爲神所喜悅的孩子，覺得我終有一天會離開祂的慈愛。自殺意念的盤旋，更說服我某日必會自殺而死，永遠地遠離上帝。我不斷地跟教會牧者辯論自殺者會去天堂還是地獄，但其實一點意義也沒有，因爲他們根本不是上帝。即使我如此辯論，跟牧師爭執著神不會將祂所愛的靈魂撇在地獄，但我同時也恐懼著，牧師對我嚴厲地說著「自殺會下地獄」才是對的。我在神與人面前都是可棄的，就像我的生命對我而言也是可棄的。我永遠做不到，我痛恨自己，而我自傷，藉著自傷降低我的焦慮以及對自己的失望。

我恨惡這種感覺，已經不是疼痛可以形容，我覺得自己裡面是空的，什麼都感覺不到，空空的甚至連回音都沒有。這感覺好可怕，好像我的身體裡面沒有靈魂，好像我自己飄在空氣裡看著一個恍神的軀體。我是消失的，直接消失在當下，並且是毫無能力的。我不會痛，不會笑，不會哭，一切都是麻木的。我想找回自己的主控權，但我的意識卻不見於當下，我還活著嗎？自傷的疼痛，鮮血的流出，血腥味的刺激，而我依然恍神麻木，但我總算知道我還活著。我還活著，沒有感覺的活著，而我期待著自傷爲我找回感覺，在擁有感覺之後找回自己。

消失

自傷的罪惡感不知道從何時開始突然就消失了，但自卑感從未遠離。沒有罪惡感的侵蝕，自傷成爲單純的愉悅，並且帶著一種「反正我就是墮落」的心態，持續地自傷。我試圖找回自傷的罪惡感，但我又不想要罪惡感回來。我也爲罪惡感的消失哭泣，但我就是麻木了，久而久之，罪惡感已經不再重要，我已經將自己定義爲令人失望。既已如此，那麼，我就該扮演一個令人失望的角色，稱職的表現我就是這樣的無可救藥。

我至今仍不知道何時能找回我的罪惡感。

我從來不想被你看見

許多書上會寫，自傷是渴望他人關心，也渴望自傷行爲被看見。然而，我根本不想讓人看見我的傷口，那令我覺得自卑、骯髒、可恥。但另一方面，我很喜歡看自己的疤痕，覺得有種莫名的成就感。某些景況下，我又很痛恨看到自己的傷疤，覺得自己噁心病態。

除了極少數人，我很介意被人看見我的傷痕。我從來就不想藉由自傷行爲得到關心，甚至於覺得關心是種壓迫。自傷對我而言就是治療，而他人的眼光反而令我自卑。儘管我可以在極少數人面前顯露自己的疤痕，但我仍是不自在的，差別只在於我相信這些人能夠用正常的眼光看待我。

或許也因爲這樣，我自傷的位置與一般人常見的自傷位置不同。我希望衣物可以遮蓋我的傷口，或是即使衣物無法遮掩，傷口看上去也能像是意外造成。我曾經把自己的傷口弄爛，只爲了取信於同學我是跌倒受傷。夏天，我無法割手，於是肩膀，胸口，大腿開始出現傷痕。一開始我很畏懼與遲疑，但最終還是會傷害自己；直到某次在工作時躲進洗手間拿刀自傷，隔天大腿疼痛到走路姿勢過於明顯，我才慢慢覺得似乎割手還是好一點。但我好想挖開心臟，好想刺穿她。我總是幻想著刺穿她，感覺著自己把心臟挖出吊著，病態的舔著心臟的鮮血狂笑。

有一兩次，我會故意自傷讓父母看見，帶著一種報復的心態。那種感覺大概是，我好痛，你們知道你們傷害我了嗎？你們不知道，你們從來就不知道。但我眞的好痛，所以我現在傷害自己，難道只有傷害我自己，你們才知道我眞的在痛嗎？

但整體而言，我是不想被人看見傷痕的。即使是醫生，也令我感到愧疚與不自在。

而我需要你

通常，自我傷害前，我會想找人談。不管是文字還是電話，我會想找人談。但這並不是希望得到某種關心，或者說，即使我得到某種特別的關心，我也不會因此停止自傷。通常我找的人是我覺得對方可以將這件事視爲平淡，並且不會因此情緒受到影響，基本上是我覺得很平穩的對象。我不見得會告訴對方我想自傷，大多時候，我只是想聊天；偶爾我會很焦慮，偶爾我會嘻笑。某幾次我甚至跟對方通話說笑，但其實正在自我傷害，當然對方是不知情的。我只是想感覺有人陪著我，感覺我並不孤單，感覺我不是眞的完全被世界拋棄。

當然，在某些人面前，我不會掩飾想要自我傷害，但也不會提出奇怪的要求，例如希望對方此刻一定要陪伴我之類。我最多只會傳訊息詢問對方是否有空，但其實我不太在意對方是否答覆，我只是想讓自己知道遠方有某個人會在。即使在台北，我也不會因爲要自傷而讓教會的牧者陪伴我。但不可否認的，我知道我想要有人在，讓自己知道我還沒有糟糕到需要尋求死亡。有時候，我只是想聽到對方的聲音，這讓我感覺到一股平靜。儘管平靜之後我通常仍會自傷，但狀況確實會好上許多。

我沒有想要特別的關心，但我確實希望有人會在，讓我知道其實仍有人在乎我的存在，讓我知道我並非一無是處，讓我知道此刻仍有活下去的理由，讓我知道其實一切並沒有那麼絕望。

不解

而我不解，爲何偶爾情緒平穩，且無環境刺激，甚至於生活一切都好，我會突然想要自我傷害。或是，爲何我會無法控制地玩弄刀具，不經意地就以自己的皮膚做爲測試刀鋒是否銳利的實驗。甚至偶爾會有種，好無聊，割一下手好了的念頭，好像自傷成爲生活的部分，甚至成爲一種消遣。假裝不小心割傷後，我無法克制地又想嘗試第二刀，感覺一種莫名的興奮。自傷似乎已經不需要理由，而我訝異，並覺得自己墮落病態。

內心深處，自卑感遠遠比罪惡感來得強烈。我不再穿無袖上衣，擔心左肩、手臂上的傷痕引來側目；就連打針時，護理師詢問這些傷痕爲何發生，不擅說謊的我都緊張得不知所措。身體上的傷痕，在衣物的遮掩下，成爲最好的避難所。我小心翼翼地掩飾這些傷疤，但再怎麼小心翼翼，也無法避免再次留下傷疤，更無法擁抱內心體無完膚的破碎。在腦海中，我仍然用鏈條捆綁著心臟，用刀鋒刺穿吊掛它，如同市場上的溫體肉塊。我不解自我傷害的誘惑，更不解爲何我如此想毀滅自己；我不解爲何刀鋒令我興奮，更不解爲何疼痛不再有淚水滑落；我不解鮮血迸裂為何如此炫目，更不解為何裡面的空洞永遠無法填滿。好深好深的空洞，而井裡沒有一絲清泉。不是憂鬱，不是絕望，不是痛苦，甚至不屬於我，卻又不知為何的，永遠在我裡面，用無以言喻的巨浪淹沒所有的感覺。

而這巨浪，不是海水的蔚藍，也不是夜晚的黑暗；是刺鼻的豔紅，時而黏稠時而清澈的，如新嫁娘的裝飾暈開了我全部的生命。

終點

塔納托斯

他美得像首詩，俊俏更勝女人臉上的清秀，年輕卻不顯稚氣，笑容如酒一般令人沉醉。他很溫柔，總是靜靜地到來，時間在他身上沒有匆忙，只有優雅與尊貴。他是我看過最美的少年，但我不想要他到訪我的生命，卻又怎麼也無法擺脫他完美微笑的邀請。我朝著他的反方向奔跑，跑得又急又快；我回頭看以爲擺脫他的青睞，怎知他早已站在我的前方，如同每次的出現倒拿著火炬，對著我燦爛地開懷。

我怎麼也擺脫不了他，不管正面拿刀與之抗衡，或是消極忽視他的存在，他始終在我的身旁，伸手對我做出邀約。我鎖上房門，把自己關在屋內，對他大吼大叫要求他馬上離開，他依然耐心等候。我崩潰地開始痛哭，哀求著請他別再靠近，他卻相反地更接近我，要擁抱我。我總是渴望安慰，但我完全不想在他身上得到任何一絲的溫暖或是平靜，他的微笑令我感到無比的恐懼。火炬還在燒著，儘管他仍然倒拿著火炬，火炬仍燃燒著，而我困惑地看著他不得其解，也完全不想探究，只希冀他馬上從我的眼前消失。

但他總是出現，不管我怎麼跑，怎麼逃，怎麼躲，他永遠都在。不管我怎麼抵抗，不管積極還是消極，即使軟硬兼施，他也仍在那裡不為所動，始終保持迷死人的笑容，等待我回應他的邀請。如此美麗，如此誘人，成為我永遠揮之不去的噩夢，一天又一天地掙扎。我閉上雙眼什麼也不想看見，而他倒拿的火炬好似燒到了我的身體，無法言喻的疼痛，燃燒著我的軀體直到眞正死去。

困獸

三不五時躍出的自殺意念，永遠是我生命的難題。

撰寫遺書，規畫告別式，是日常生活必要的資料更新。預立醫療自主計畫，註記器官捐贈意願在健保卡上，是我對死亡必然的淡然。並非對生命的結束沒有恐懼，反倒是太過明白恐懼即將到來，準備只是對未然的防患。我時常感覺到自己將死：交通意外、地震、火災……數不盡而不合理的思考意念，藍圖著我生命的盡頭。

我眞的不懂為何死亡永遠盤據在我的裡面，摧殘著我、追逐著我，用火焚燒著我的軀體；而我在尖叫中感到疼痛，在疼痛中發現自己仍在呼吸，呼吸著明白自己還有心跳。

一次又一次的，疲憊困頓我，絕望腐蝕我，直到我再也沒有任何感覺，摸不到憂鬱，觸不到生命，好像自己整個消失了。我至今仍無法正確表達出眞正的感覺，很空很空，沒有歡笑也沒有淚水，沒有情緒也沒有知覺，就像一滴水落入沒有盡頭的深淵，永遠聽不到滴落的聲音，也永遠不會眞正滴落於某處的終點。

這個沒有盡頭的深淵，就是我所能感覺到的一切。或者我應該說，就是我所不能感覺到的一切。感覺不到心跳，感覺不到自己；麻木的情緒，沒有反應的知覺，茫然得如同行屍走肉，而活著又爲了什麼。無法強顏歡笑表現正常，如同戲子演著不屬於自己人生的劇本，迷失在黑暗中，觸目所及只有黑暗，比愁困於迷宮還不知所措。

如果說生命的開始，是嬰孩的啼哭；那麼，生命的終點，又是什麼？會是一場不再清醒地沉睡嗎？

而我總是失眠。沉睡，是何等美好動人。

勇氣

何謂勇氣？這個正面意味遠勝於負面的詞彙，是否可與自殺連成一體？

那麼自殺呢？這個負面意味遠勝於正面的詞彙，又該如何與勇氣共處？

當勇氣與自殺結合，我是否可以說，正負抵消，讓我們中性地看待死亡？

對我而言，自殺永遠與勇氣並存。恐懼，是人生命的部分。或許每個人對恐懼的事物有所不同，但恐懼終究存在。無庸置疑，絕大多數的人畏懼死亡；我們視懷妊逢災爲不幸，對英年早逝感到嘆息，爲疾病帶走生命感到傷痛。我們期待生命延續，忌諱談論死亡，彷彿談論就會造成死神提早到訪。我們對死亡的突然驚慌失措，如同不具行爲能力的幼童。我們深怕死亡造成遺憾，但在我們活著時從來不遺憾這些未竟之事，矛盾得令我覺得可笑。

我畏懼死亡。我想，絕大多數的人，也同樣畏懼死亡。那麼，用自己的雙手結束自己的生命，我想對於絕大多數的人而言，必然也是令人恐懼的，至少對我絕對恐懼。面對恐懼，我能想到最正向的詞彙，是勇敢，是勇氣。

自殺需要勇氣。需要鼓起全部的勇氣，才有力量眞的能夠終結自己的生命。

正因如此，社會輕易將自殺與懦弱畫上等號，總是令我不勝唏噓。

凝視手腕，這一刀，我到現在都還不曾切下。我知道割腕的自殺成功機率過低，更知道我畏懼著那千萬分之一的成功機率。轉而觸摸較爲容易的頸動脈，脈搏與心跳呼應，銳利的彈簧刀，閉上眼睛瞄準刺下，又需要多大的勇氣？在高樓往下俯視，熙來人往，躍下僅有幾秒的瞬間，但遲疑卻要永恆來激勵。

意圖自殺如此多次，懦弱、逃避、指責從未消失。

但，在恐懼邊緣徘徊，徘徊到無畏於恐懼，誰能眞正明白全然掏空卻再也流不出淚水的折磨。

我從來不想結束生命，但，誰又能結束我無止盡且無法言喻的痛苦？

厭世的節奏

不知爲何的想哭，我試圖用睡眠逃避低落的情緒，但躺在床上一整個小時都沒有想睡的欲望，情緒卻愈來愈低。我拿起手機連結網路，聽著教會主日的詩歌敬拜，但詩歌依然拯救不了我的情緒。眼淚又廉價地想要滴落，我調勻呼吸，阻止哭泣的災難，卻深刻感覺到厭世的突襲。我開始想要割腕，但這次想割腕的感覺已非自殘，而是確實想要自殺。沒有原因，沒有理由，一切都不合理。厭世的情緒強烈主導我，我毫無抵抗能力，甚至疲憊得不想做任何抵抗，只是不斷想著床邊書桌上那把鋒利的彈簧刀。

胸口早在厭世情緒出現時就已放縱地翻滾攪動。好想拿一把刀刺穿我的胸口，嚴懲這些在我身上放肆的惡魔。我不知道我怎麼了，好希望能明白自己究竟怎麼了，但每次這樣的情緒來得又急又強，我至今仍毫無頭緒。一種很深的失落與空洞將我淹沒，我沉入深海之中無法呼吸，同時在下沉中被絕望不斷地侵蝕。我感受不到痛苦，感受不到裡面眞實的情感，裡面完全空曠，什麼也沒有，就連灰塵都遍尋不著。死亡，我試圖喚醒我對死亡的恐懼，但此刻的我對一切都不以爲意，包括對生命的延續也沒有絲毫感覺。我以爲我應該對如此的意念感到恐懼或是害怕，但我沒有，相反的有種平安的淡然。我關閉了手機詩歌的播放，閉上了本來就不想睜開的雙眼，再次希冀藉由睡眠躲過厭世的突襲。

總算感到疲憊，結束生命的意念似乎也因疲憊而進入昏沉。儘管仍無法讓情緒擁有感覺，儘管裡面仍是空洞得令人失落，我仍強迫自己緊擁著玩偶，試圖用行爲說服自己已得極大的安慰。不像往常親密輕撫玩偶，我只是抱著，沒有感覺地抱著。胸口仍然翻騰，但疲憊令我幾乎忽略胸口的抗議。我用盡力氣在心裡對空洞呼喊上帝，沒有回音，也沒看到我的內在小孩害怕哭泣。空空的，靜靜的，然後我將玩偶再次緊擁貼近胸前閉上雙眼沉睡。我不知道會不會又是一場夢魘，不知道睡眠對我是咒詛還是祝福，儘管睡眠是如此未知，我仍冀望睡眠帶我逃脫自殺的追緝。

手機剛剛播放的詩歌旋律從我心裡傳來，我深深地嘆了口氣，生命，要是眞的像詩歌一樣簡單就好了。

CHAPTER. 2 杜鵑窩

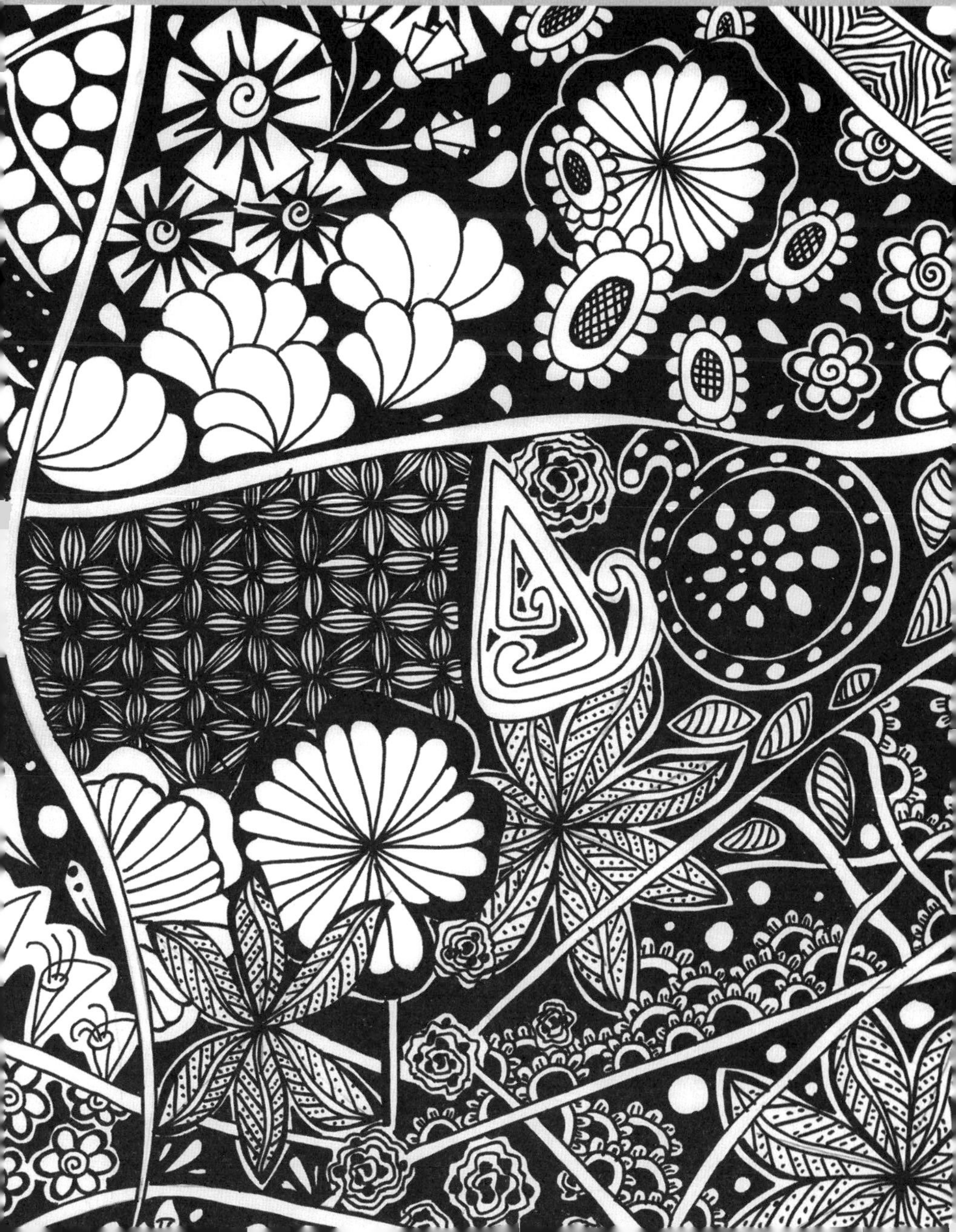

杜鵑鳥與杜鵑窩

我跟那幾個人住在一起的日子

憂鬱，我住進精神科病房。

病房是獨立的，基本上跟外界沒有任何接觸；我忘了進出需要走幾扇門，總之有不少管制。病房四個人一間，總共有四間，每間病房都有一間廁所和一間洗澡的浴室。還有幾個房間，其中一間我自己稱呼它爲「發洩室」，另外還有上課用的房間以及醫生問診的房間，其他就記不清楚了。外面有交誼廳，交誼廳後面還有曬衣服的空間，衣架基本上都經過處理。我帶了一些零錢、手機、書、紙跟筆、一隻小獅子娃娃、簡單的換洗衣物和盥洗用品，以及一本《聖經》。絕大多數的物品無法帶進病房，我想大概是怕我們自殺或自傷吧？像充電器就不能攜帶，諸如此類的。

爸爸再次擁抱我後離開，我一點喜怒哀樂也沒有，只是無感地把床單鋪好。我不太說話，不談自己，也不太想理其他人；事實上我希望最好沒有人，我只想把自己關起來。

杜鵑鳥與大媽

縱使不想跟人有所接觸，但我一進來就被躁症發作、過度熱情的病友牽起手；她年紀比我大一點，我想應該三十歲左右吧？我甩開她的手，而她還是自顧自地開始自我介紹，她住在哪一間，還有她爸是警察署長，有事她一定罩我不用害怕等等。她被我趕走時，還把寫了名字跟電話號碼的紙條塞進我的掌心，要我等一下加她網路通訊軟體的好友。我不耐煩地揉爛紙條，手機對我們根本沒有實質意義，四間病房兩兩相對，房門又不關，甚至連「一扇門」的阻隔都沒有，有任何必要傳訊息聊天嗎？

倒在床上，我開始哭泣直到睡著。

兩位室友聊天的聲音吵醒了我。一位年紀已經超過六十歲，就暫且稱呼她大媽；一位年紀大概快要五十歲，因爲她常常按求救鈴，拜託護理人員給她「利福全」，就稱呼她焦慮阿姨好了。大媽跟焦慮阿姨看起來感情不錯，兩人似乎當了一段時間的室友。最後一位室友不到四十歲，她很討厭大媽跟焦慮阿姨聊天，我猜大概是怕吵。這位室友臉上殺氣很重，但從眼神就能明顯看出她是個患者；由於住院期間不管她吃多少安眠藥都從來沒有好好睡著過，就叫她失眠姊姊吧！我很喜歡我這幾位室友，住院後期我常常主動去找她們聊天，她們眞的很可愛。

大媽都叫我「妹妹」，她每天問我的名字，但直到出院她仍然不知道我叫什麼。由於她一天到晚都在喊我，讓只想獨處的我一開始很討厭她。大媽退化得很厲害，講話就像是三歲小孩，想問什麼問題就問什麼，沒有精神科病房該有的「默契」，例如好奇詢問其他人「爲什麼哭」。極度憂鬱加上心情惡劣，有時我會非常不耐煩而冷漠地回答她：「這個問題我不想回答你。」沒想到大媽馬上用哭腔跟我道歉：「妹妹，對不起啊！我下次不問了。」並隨即大哭起來。久而久之我也習慣了，因爲大媽哭的時間比不哭的時間還多，她永遠可以找到事情認爲是自己的錯而開始自責。有趣的是，她說下次不會再問的問題，大概沒幾分鐘她想起來就會再問一次。爲了怕她又崩潰大哭，我最後乾脆她說什麼我都回「嗯」或選擇沉默，不然就趕快說「我想睡覺」接著馬上躺下。

焦慮阿姨與失眠姊姊

焦慮阿姨總是穿著紅色外套，她很有禮貌講話很客氣，覺得冷氣太冷想要轉弱也會徵求我們的同意。她很喜歡吃東西，感覺胃就像是無底洞永遠吃不飽，但卻非常瘦弱。焦慮阿姨很喜歡病房每天安排給大家的復健課程，早上也會乖乖去交誼廳做早操，只要廣播說有什麼活動，她永遠都會乖乖準時出現並且熱烈參與。住院期間我一堂課程都沒參加，但每天都會看到她微笑著帶回課程完成的作品，珍重收好放進抽屜。有天看見焦慮阿姨桌上放了一塊巧克力，我很納悶她竟然沒有吃掉，聊天後才知道那是她上課回答問題所得到的禮物，但她不喜歡吃巧克力。講完後她把巧克力送給我，住院有巧克力吃讓我非常開心，馬上歡天喜地的呑進肚子裡。焦慮阿姨每天至少按求救鈴兩次，每次都用顫抖而口齒不清的語氣說：「拜託，可不可以給我一顆利福全，我焦慮恐慌。」並且不斷重複。

失眠姊姊雖然殺氣有點重，但她是我住院期間最好的朋友。她脾氣很差，對聲音很敏感，對環境也沒有安全感。她非常討厭大媽，只爲了我們房門的一支浴室拖鞋。失眠姊姊爲了避免房門開啓時力道過大撞到牆壁發出聲響，在房門附近的牆壁地板上放了一支浴室拖鞋，當作房門跟牆壁間的緩衝物。但大媽只要看到這支拖鞋就會把它拿走，兩人幾乎天天爲此吵架。只要大媽在房間，失眠姊姊絕對會到對面病房聊天；因爲大媽幾乎整天在房裡睡覺，失眠姊姊也就幾乎整天都不在我們房裡。失眠姊姊管大媽跟焦慮阿姨叫瘋子，事實上每個人都是她口中的瘋子，包括對面每天和她聊天的那位病友也是，只是瘋的程度高低不同罷了。

我們的日常

每天早上廣播會叫醒我們。交誼廳準時播放早操影片，稍晚會有人推著餐車依照餐盒上的名字發給我們餐點。我們早上必須到交誼廳量身高、體重和血壓，並且報告昨天上了幾次大號。報告排便次數大概是我最痛苦的時候，我覺得非常難爲情而不自在。早上交誼廳也會有人來賣零食，據說也有賣茶葉蛋，但我從來都沒買到，因爲隔壁房的一位患者會買光全部的茶葉蛋並快速吃完，叫她刺蝟好了。當然，我們也必須服藥，藥都是由護理師依照時間唱名分別發給，並盯著我們確實服下了，才會再叫下一位吃藥。

我們會有放風的時間，好像是帶我們去樓上運動曬太陽之類的吧？其實我不清楚，因爲我仍然窩在房裡沒有跟出去。基本上我整天都在房裡，不在房裡就是躲進發洩室裡關上門大哭特哭，哭到負責我的護理師覺得我哭太久了進來關心一下，安撫我直到我的狀況能夠離開發洩室。我每天都會去發洩室大哭好幾場，但我現在卻對發洩室一點印象也沒有。主治醫生週間會過來巡房，護理師也會固定過來關心，但每次她們過來都得把我叫醒，住院吃的藥讓我整天昏睡。晚上睡覺，護理師會定時巡房，大約半小時或一小時來一次。她們會拿手電筒在黑暗中照射我們，看看我們是否眞的乖乖入睡。

我每天晚上都做很多噩夢，早晨我會把夢記錄下來，但其實我並不了解這些恐懼背後的意義。我每天強迫自己要寫一些文字，但絕大多數的時間，我都是看著白紙發呆。醫生巡房時送給我一本教繪畫的書，於是我也開始畫畫。我會跟我帶去的小獅子娃娃講話，並且很努力地保護他不被其他人偷走。有天晚上睡覺，淺眠的我聽到房裡有聲響，一睜開雙眼就看見刺蝟在開我的櫃子東翻西找。我問她你要幹嘛，她說她要跟我買泡麵。

「我有說我要賣你嗎！？」我幾乎理智斷線。

「不賣就算了，哼！」刺蝟甩了櫃子的門轉身離開。

我很生氣，跑向漆黑中唯一有亮光的護理站告狀：「剛剛刺蝟來房間要偷我的泡麵！」刺蝟是病房裡的慣竊，錢、電話卡、食物，幾乎什麼她都會偷。最後刺蝟被五花大綁，讓她手不能動，作爲偷東西的處罰。儘管如此，隔天她又偷竊被抓包，再次被捆綁接受處罰。一開始她偷竊被抓到講出來的理由都很可笑，到我要出院時她連謊話技巧都提升了，令人覺得生氣又好笑。

杜鵑鳥的夢

大媽只跟我們睡了幾天，後來她的床都被單獨推到醫生問診的那個房間，讓她單獨睡覺。每次護理人員要推病床，大媽都會哭天搶地的痛哭，她非常害怕一個人睡覺，不斷地哀求護理人員讓她留在房間。最後她會大聲哭喊：「嗚嗚嗚，不要給我綁喔！拜託你們不要給我綁喔！」看著她痛哭哀號被推走，想到睡覺要被綁起來，大概眞的很難受吧？據說大媽晚上都不睡覺而且會製造聲音吵到別人，加上喜歡亂跑但吃藥又會摔倒，所以才會被單獨帶走。這件事讓失眠姊姊非常高興，告訴我她晚上總算可以「好好睡覺」，但事實上失眠姊姊仍然失眠。

大概覺得我比較正常，失眠姊姊開始跟我聊天。她有兩個孩子，婆家說她是神經病，所以讓先生把孩子帶走，並且把失眠姊姊趕回娘家。失眠姊姊的媽媽是業務，晚上很晚才回家，而鄰居覺得失眠姊姊有病，總會嚇唬她或是對她有些攻擊行爲，讓失眠姊姊不敢出門，非常害怕。本來就沒有安全感的她，覺得醫院比家還要安全，希望永遠住在醫院不要出院。其實失眠姊姊最期待的是先生帶她回家，她很思念兩個孩子；而且夫家沒有恐怖的鄰居，不必擔心出門被辱罵或是被攻擊欺負。失眠姊姊的語氣好平淡，殺氣的外表和空洞的眼神背後，我看見傷痕累累的破碎。

焦慮阿姨的媽媽得癌症住院，她常常一個人在床上邊哭邊喊著：「媽媽，媽媽，我好想你，你一定要活下去，不然我要怎麼辦?求求你活下來繼續照顧我，拜託你一定要活下來繼續照顧我啊！」有次她坐在床上唱著：「世上只有媽媽好，有媽的孩子像個寶。」沒想到大媽聽到可開心了，馬上說我也會唱，就接著唱出下一段：「世上只有媽媽好，沒媽的孩子像根草。」我聽了心裡暗罵大媽，明明知道焦慮阿姨擔心媽媽過世，什麼不好唱偏要唱「沒媽的孩子像根草」。正想焦慮阿姨大概要崩潰大哭了吧，不料阿姨竟很興奮地說：「哇！大媽，你好厲害喔，我都不知道還有第二段耶，你可以繼續唱給我聽嗎？」大媽聽了很得意：「我會唱的歌可多了呢！這首我從小就會了。」聽著她們的歌聲，我在心裡笑了。或許，退化到什麼都不懂，也是種幸福吧？

大媽滿重的，但她幾乎什麼都不吃，三餐的便當也都給焦慮阿姨，她們兩個的身材和食量剛好形成強烈對比。記得有次大媽不斷在房裡摔倒，我跟焦慮阿姨扶不起她，只好按求救鈴向護理師求救。住院期間我按了不少次求救鈴，全都是幫三位室友按的。我常常在想她們會不會有天突然就死掉了，有天夜裡大媽跟失眠姊姊都被帶走，我跟焦慮阿姨都被嚇到了。醫護人員離開後，我們兩人不安地彼此對望，互相問著她們還會回來嗎？心裡則想著我們也會被帶走嗎？護理師大概聽到我們在講話，進來要求我們睡覺，我緊緊抱著我的小獅子娃娃，進入另一場夢魘。

我仍無法理解的杜鵑窩

有天晚上病房擠進很多人，醫護人員送來一位自殺未遂的病人住進我們隔壁房間，我們全都湊過去看熱鬧。護理師不斷趕我們回房，還得努力跟其他人控制住這位失控的新房客。病房消息傳播的速度跟菜市場一樣快，即使我不跟其他病友聊天，隔天一早也知道她是自殺未遂被送進來，據說好像是喝農藥吧。總之，住院期間我因爲腳踝受傷，每天都得在院方人員陪同之下去做治療復健，當天陪我復健的人也帶著這位自殺未遂的女生，說要帶我們兩個一起去醫院。她坐在輪椅上，跟我想像的自殺者不一樣，流露的不是憂傷，而是想要摧毀全世界的攻擊性。我不知道她要去做什麼檢查，但跟她共乘電梯讓我如坐針氈。

不出所料，充滿攻擊性的她住進病房才不到二十四小時，馬上就海扁了她房裡另一位病友。被打的那個每天都在講話，她會用各種不同的聲音，例如老人、男子、小孩、女人的聲音，不斷說話，幾乎從不間斷。我和失眠姊姊私下聊天時對她佩服得不得了，完全不懂一個人怎麼可以發出那麼多不同的聲調。那時，好幾位護理人員把自殺未遂的女孩架住，而她還是不斷往前衝要打人，口裡罵出一連串髒話，扣掉髒話後的主要內容是：「她爲什麼不閉嘴，她不用休息我要休息啊！她又不是不能不講話，她吃東西跟睡覺都不會講啊！」由於喊得實在很大聲，尖叫內容配上無數的髒話聽起來有種荒謬的喜感。加上不久前我在發洩室大哭，整天講話的這位突然開門走進發洩室趴在我旁邊倒頭就睡，我當下差點也理智斷線想揍她，還好最後只是在極度憤怒下甩門離開。這次她被打，雖然知道幸災樂禍不對，但我還眞有點高興她被揍。

如果能夠出院

警察署長的女兒每天都在喊著她快出院了，有種高我們一等的感覺，似乎滿心驕傲。失眠姊姊在她離開後總會不屑地跟我說：「光看她躁症那麼明顯，能夠出院根本見鬼，神經病。」結果沒想到最後要出院的竟然是焦慮阿姨、失眠姊姊還有我。我們三個人在大媽不在時面面相覷，我們幾乎是在同一天收到自己主治醫師發出的出院通知。焦慮阿姨要被送到日間照顧中心，然後去社區做些簡單的工作，邊工作邊復健。失眠姊姊要回家，這件事情讓她幾乎崩潰，不斷地說送她回去她一定會被鄰居嚇到崩潰，最後還不是又要送回醫院，爲什麼醫院現在要再把她送回地獄。討論結束，失眠姊姊很生氣地抱怨：「神經病，一個房間才四個人就有三個人要準備出院，根本就是神經病，這醫生跟醫院根本通通都有病。」

記得有一次，照顧我的護理師跟我聊天，才知道她竟然是小我一屆的高中學妹。焦慮阿姨聽到開心地跑過來，說她以前也是就讀同一所高中，我們就在病房裡開起小小的校友會。但這件事情成爲我新的恐懼，每次看到焦慮阿姨，我就會想到自己以後會不會跟她一樣。畢竟出身同一所高中，意味著焦慮阿姨在年輕時學業成就也一定亮眼，但她說生病後再也無法繼續升學。這個恐懼深深刻畫在我的心裡。即使到現在，我仍然會想到焦慮阿姨退化後的單純，充滿禮貌的言行舉止是唯一看得出她曾接受良好教育的證明，令我感到不勝唏噓。

我時常想起她們。我會想起大媽每天鬧的笑話，想到她永遠不沖馬桶，想到她吃飯要別人哄，想到她沒來由地覺得自己錯了開始大哭，想到她對醫護人員痛苦的哀嚎。我會想起焦慮阿姨每天吃東西的背影，想起我給她餅乾時她有多麼驚喜，想起她接受我送她隨筆亂畫的圖，想起她常常過來看著我的小獅子娃娃，問我可不可以借她抱一下，想起她按著求救鈴整個人顫抖，想起她不離身的紅色外套。我會想起失眠姊姊，想起她給我看手機裡孩子的照片有多麼可愛，想起她跟我說她不知道怎麼讓自己的眼睛看起來不像病人，想起她談起自己孩子時露出思念與難得的柔和，想起她問我上帝會不會仍然愛她，想起她甩門離開病房的憤怒，想起她每天告訴我她昨晚失眠只睡幾個小時。

展翅

我時常想起她們。想著她們現在不知道過得好不好，想著她們現在是否已經重新適應社會，想著她們現在會不會又回到病房。想著她們比我認識的任何人都直接眞實、毫無掩飾，讓我覺得在她們身邊是如此自在放鬆。想著她們根本不介意我的情緒失控，似乎一切都從未發生，讓我終於知道什麼叫做沒有任何偏見與歧視。

我時常會想到她們。想到她們，讓我想到住院的日子，讓我想到自己。杜鵑窩或許混亂，但或許這個世界對我們而言比杜鵑窩複雜太多。杜鵑鳥找不到家，飛累了、飛倦了、飛痛了。飛著飛著，在夢裡，牠終會找到一個枝頭安歇，休息過後繼續往更遠的雲端飛翔。

飛吧！不管再怎麼疲憊，一定要努力繼續飛翔。沿途有美麗的日出，有落日的餘暉，有星夜的璀璨，有雨後的彩虹。繼續飛吧，飛得更高更遠，總有一天，一定能夠飛到天堂。

杜鵑窩隨筆——精神病房日記

耶和華是我的牧者，我必不致缺乏。祂使我躺臥在青草地上，領我在可安歇的水邊。祂使我的靈魂甦醒，為自己的名引導我走義路。我雖然行過死蔭的幽谷，也不怕遭害，因為祢與我同在；祢的杖，祢的竿，都安慰我。在我敵人面前，祢為我擺設筵席；祢用油膏了我的頭，使我的福杯滿溢。我一生一世必有恩惠慈愛隨著我；我且要住在耶和華的殿中，直到永遠。

〈詩篇〉23：1∫6

與祢同在天堂

破碎的靈匍匐在祢施恩座前

祢釘痕雙手，溫柔縫補我受傷的心
一針一線，用祢的慈愛，醫治填滿我的裡面
看著祢的傷痕，我知道我的痛已被祢的傷痕取代

摸著我的雙頰，全部晶瑩順著祢恩手滑落
淚水讓我看不見前方，祢親自成爲我心中的光
生命屬於祢，屬於我，還是屬於不屬於祢我的生命
祢用愛重新定義我的創造，用愛圍起成爲牆垣保守
以愛爲名的堅固牆垣，我看見自己的名字紀念在至高之處

慈愛的天父，今晚是否可以帶我回家安息？
天堂的旅程會不會很遠？祢會直接振翅帶我飛翔嗎？

最心痛的聲音，最溫柔的聲音，最憐憫的聲音
祢再次地擁抱我，觸摸我裡面軟弱無助的靈魂

孩子，你一直都在天堂
有我同在的地方，就是天堂
不管天多黑，路多遠，山多高，海多深
渺小的信心中，微弱的盼望中
我都緊握你的手，在愛與平安中懷抱你的全部
當你再次感覺到我，你會知道，我們一直都在天堂

療癒我

一半的人在哭，四分之一的人圍在護理站前
剩下不多的人不安地看著晚餐
更少的人情緒高亢地吃飽，在走廊喧鬧
第一個夜晚，眞的如同黑夜，祢眞的仍然與我同在嗎？
祢的殿堂眞的會降臨，在地上如同在天上？
祢是否仍然顧念杜鵑窩裡面的孩子
眷顧這沒有希望的囚禁，仍然細數我們的淚水？

每個空洞的眼神，無力而緩慢的動作
靜坐不能來回走動的焦慮，不停重複某一行爲的反覆
我彷彿看見自己，是否我也曾讓周遭對我失望或是恐懼？
主啊，憐憫我的神
祢爲我流的淚是疼惜，還是對我感到失望的遺憾？
主啊，憐愛我的神
祢的觸摸除了溫暖爲什麼不再令我感到平安？
祢的話語帶來安慰爲什麼不再令我充滿能力？

窗外，我望向窗外，但永遠無法從窗外跳回世界
豎立的阻隔保護我生命的安全，卻關住我靈魂的出口
隱藏的病房，封閉式的獨立，改變不了我們身處其中的眞實

早晨，仍在睡夢中，護理師輕拍我的手臂將我喚醒
不再詢問爲何抽血，不再畏懼針頭和酒精刺鼻

睡夢中左手臂微微疼痛，心中卻沉默毫無感覺
我努力在心中試圖感覺祢的同在
主啊，是祢不願意降臨，還是杜鵑窩真的隔絕了我們？

疲憊中，我想像祢擁我入懷，輕輕搖晃著帶我再次沉睡

標語

病房外，交誼廳和長廊貼滿了充滿希望的標語
「放屁」、「幹你娘」是每張標語的裝飾
歪斜的字體，是憤怒還是對生命的絕望？
撕去的邊角，反白的痕跡如同謊言的人生

廣播唱名，請去大廳參加認知職能訓練

躺在床上，沉睡

第一次住院就蹺課，我靜靜在心裡竊笑
廣播再次唱名，請去大廳參加認知職能訓練

至少我還可以哭

每天都有人崩潰痛哭，但從來沒有人會問爲什麼哭
每天都有人崩潰痛哭，但從來沒有人眼睛紅腫
彼此知道許多淚水無法訴說，所以沉默取代關心
眼睛周圍的肌肉早已適應痛苦，不再選擇用紅腫提醒心碎

「可以讓我去小房間哭嗎？」
護理站前，壓抑著維持最後的正常，眼眶含淚詢問
走廊的椅子有人在哭，一旁的人無視地看著電視
醫生與實習醫生交頭接耳，護理人員來回穿梭

某種不和諧成爲這裡眞正的正常作息
會談室裡，主治醫生邊問診邊遞面紙
病房中，餐車阿姨忙著發送便當
廣播大聲提醒，用餐前記得洗手，垃圾記得分類

疲憊洗澡倒在床上，彷彿不記得剛才曾經崩潰
回頭看見隔壁病床消失，在心裡默默感謝上帝
至少，我不會被帶走單獨隔離
至少，我不須被綁住休息
至少，黑暗中，我還可以聽見其他室友的呼吸
至少，昏沉的睡眠中，我不是孤獨一人

然後，我可以在房裡望向窗外，告訴自己仍在這個世界

睡前記得吃藥

吃藥、睡覺、問診、活動、衛教
不要對躁鬱症的人說加油
不要對思覺失調的人說加油
保重！出院以後，希望我們永遠不要再當室友！

「吃藥囉！」護理師一間病房一間病房，一位一位病友唱名著
拿著水杯排隊，好棒！要好好休息睡覺囉！
半夜去洗手間要小心別摔倒，有需要的話病床旁邊都有叫人鈴
「喂喂，可以給我藥嗎？我焦慮恐慌……」

夜深，護理站明亮如白晝
「還是睡不著，可以再給我一顆安眠藥嗎？」
「全身都好痛，痛到睡不著，可以給我什麼藥嗎？」
「有人摔倒了，可以過來幫忙嗎？」

嗶嗶，叫人鈴響起
「我不知道我該怎麼辦，你可以幫助我嗎？」
嗶嗶……嗶嗶……

沒有靈感

我沒有靈感
如果生命的源頭是水，我的淚已流盡生命
如果寫作是活下去的動力，文思的齒輪已被傷痕卡死
努力再寫一個字吧！
撕裂傷疤，鮮紅湧出，譜上文字新的樂章

但，眞的好痛
每個字，每句話，刺穿無力跳動的心臟

你問，爲什麼要繼續寫下去？
我空洞地看著鏡中的你，左手按著緩慢跳動的前胸
右手擦拭鏡中你流下的淚水，卻只感覺到鏡面的冰涼

潰堤的淚水模糊了我們
微弱的，哽咽地，我問你
「我們還能繼續寫下去嗎……？」

破碎的十字架

夢見十字架在我手中破碎
主啊，祢眞的要離開我嗎？
渴想著今天能夠領受聖餐，卻只能在病房裡想像祢的同在
十字架在我手中破碎，主啊，祢還愛我嗎？

還記得聖殿幔子裂開嗎？那是我爲你們破碎的心

當我在十字架上，我已經看見你今日的苦難
孩子，要相信你是我爲了愛所揀選的
十字架在你手中破碎
是我愛你的心爲你承擔傷痛而碎裂
是我再次爲你釘在十字架上最深的愛

端午節

我喜歡過節，喜歡過年貼春聯
我喜歡過節，喜歡清明吃春捲
我喜歡過節，今年端午在醫院過節

端午節早上
吃早餐，吃藥，跳早操，量血壓
去年的端午節
吃粽子，玩立蛋，去市場，湊熱鬧

我喜歡過節，希望明年的端午節可以在電視上看到龍舟競賽

暴躁

從昨晚開始，我脾氣暴躁
室友三天一小吵，五天一大吵
吵完一小時後又彷彿剛剛什麼也沒發生
杜鵑窩裡或許一切不合邏輯
但有種莫名卻又視而不見的反常包容力

午睡時間
室友A唱著我家門前有小河
室友B唱著世上只有媽媽好
室友C氣到離開病房
我的腦袋叫我怒吼罵人

僅存的理智讓我甩門離開找醫生抱怨

嘿！醫生！我這兩天有點暴躁！
我不討厭我的室友，但聲音讓我腦袋爆炸！
我該怎麼樣才不會有暴力傾向？

然後我決定回病房洗澡
嘿！醫生！我這兩天有點暴躁！
洗洗澡能不能洗掉我黑色的靈魂缺口？
洗洗澡能不能還給我嬰孩的純白生命？

嘿！醫生！我只是這兩天有點脾氣暴躁！

夢的孩子

重複在相似的夢境中恐懼著

藥物使我安然入睡，卻無法替我掃除魔鬼
主啊，祢願意為我勝過夢的攪擾嗎？
潛意識裡的無助，祢能救我嗎？
我何時可以有信心像先知高喊：「耶和華肯救我」？
我何時可以成為祢所親愛的，緊抱祢的應許入眠？

睡前藥物減半，醫生說
可是我還是在做夢，我說
然而我心裡清楚知道，再多的藥也擊殺不了深層的恐懼

此刻的當下，我好想睡，卻也好不想睡
昏沉的意識，疲憊的心靈渴望休息
僅存的意志，受傷的心靈畏懼未知

跪在祢面前，觸摸我的心
主啊，我該怎麼辦？

迷糊中禱告低語：我是祢寶貝的女兒
祢真的愛我，永遠也不會離開我

靜靜地，我知道淚水再次浸溼枕頭
而我進入未知，繼續在夢中恐懼直到天明

禪繞畫

早晨，醫生給了我一本書，讓我在病房可以畫畫發洩
第一幅的禪繞畫，不自覺地畫出十字架
葡萄樹與枝子，祢聖靈的果子
天使，還有祢充滿其中的信望愛
原來祢真的一直都在，就在我心裡的最深處
黃昏，醫生再次到來，告訴我明天可以出院

我愣愣地回房，真實又有點虛幻，期待又充滿恐懼
窗外的世界將成爲我明天生命的全部
可以曬曬我痛恨的南部烈日
可以淋淋梅雨釋放我裡面的鬱悶
心中纏繞著無數矛盾而複雜的情緒
靈魂的深處，我糾結地在裡面用情感畫著一幅又一幅的禪繞畫

誰能幫助我，解開我靈魂的捆綁？
誰能幫助我，解開纏繞我靈魂深處的枷鎖？

祢

瑟縮在角落中，巨蛇用黑暗將我吞噬
顫抖著，淚水不斷從臉頰滑落，而祢安靜來到我的身旁
輕柔的，祢用皮袋裝下每顆珍珠，親自觸摸我的無助
祢用杖擊碎蠕動的身影，在掌上銘刻我的名字

我試圖感覺祢的同在，卻無法在幽暗的夜空看見星光
胸口起伏是證明活著的唯一證據，每個律動卻顯得無比沉重
我試圖呼求祢的名字，卻被謊言逼迫放棄尋求
祢嘆息，說不出的溫柔卻深知我一切傷痛
祢的手捏塑著我破碎的心，用愛縫補我分裂的靈
恍惚中，我在雨後的天空看見祢應許的彩虹

光，將希望從窗外帶來道路
祢伸出雙手，擁抱我並幫助我重新站立
聖潔的羽翼，帶領我飛向迦南湛藍的天空
與祢翺翔在應許的國度，永恆的生命滿是喜樂
我將祢皮袋的珍珠灑下，一顆顆晶瑩在祝福中昇華成無數盼望
無垠的天空中，我在雲彩中展翅上騰

CHAPTER. 3 學飛

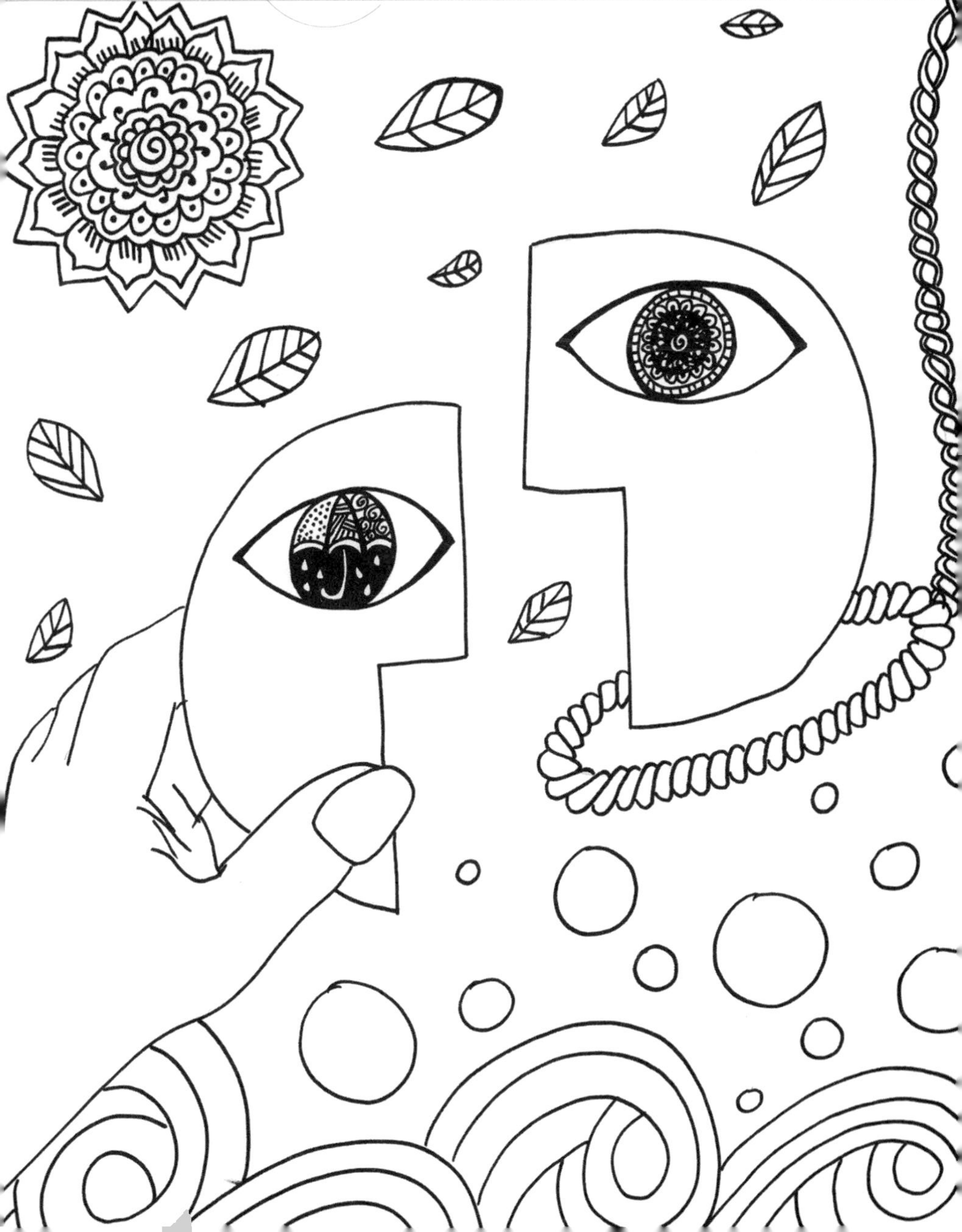

破繭

第一次遊覽杜鵑窩出院以後，醫生為我安排了心理諮商。我重新回到陌生又習慣的開始，大學諮商經驗留下的惡劣印象仍然如影隨形，但總算逐漸找到一種止息風浪的安全感。我毫不掩飾地像個幼兒，時而耍賴任性、時而沮喪哭泣、時而暴躁生氣、時而撒嬌靦腆。雖然表面上總是抗拒胡鬧，但內心卻很認真地做著諮商師每次交代的作業；不管是情緒觀察的書寫，或是覺察思考邏輯的轉變。儘管依舊反覆掉進相同的問題之中，但差別在於我總算能夠覺察，只是還不懂應該如何幫助自己。如同蝶兒破繭，掙扎著感覺羽翼的疼痛，同時也逐漸在當中成長。

痛苦會過去，而美會留下。雷諾瓦在疼痛中堅持繪畫，而我想著我在心靈深處描寫自己的生命。我想到尼采說，那些聽不到音樂的人，以為跳舞的人瘋了。然後一次又一次的，我在音樂中跳舞，是幻聽，是我心中獨特的樂章，也是其他人永遠不懂的跳舞喜悅。《聖經》上寫著，「但那受過痛苦的，必不再見幽暗。」我想著薛西佛斯不斷地推動巨石，是快樂，是痛苦，還是複雜的情緒交織著我們不懂的堅持，我想永遠只有薛西佛斯自己知道他的心是如何躍動。許多時候，生命的巨石不斷滾下；每次往上的過程，都覺得艱辛困難，耗盡全身精力。是懲罰，是詛咒，還是只是我們在承受不同的生命之輕？是巨石，還是如羽毛飄下？是痛苦，還是平安？這些答案，永遠只有我們自己知道。如同我想要推開躁鬱，但又眷戀著躁鬱的魅力；想要恢復，又期待著情緒轉變可以深刻地感受自己。

「我的心哪，你爲何憂悶？爲何在我裡面煩躁？」詩人譜寫詩句優美吟唱，在歌聲中，憂悶與煩躁是否會隨音樂被輕柔挪去？「我的心哪，你當默默無聲……」，交錯的平行時光中，詩人應答著，默默無聲，等待著無聲的答案。

而我無聲地等著，尋尋覓覓，那個無聲的安慰。

打勾勾

不自殺切結書

我：「我沒辦法，我要自殺，我也不知道為什麼，但我的腦袋不斷叫我去死！什麼事都沒有發生，我也不知道為什麼會這樣。我好累，我不喜歡自己現在的狀態，我想去自殺，我不想活到二十五歲了。」

師：「你不住院的話，我們要來簽一張不自殺切結書。」

我：「簽這個有什麼用，簽了我也不會不想自殺啊！我根本沒辦法控制讓我的大腦安靜不叫我去死；而且，怎麼會有這種東西？」

諮商師打開筆記本，開始草擬不自殺切結書，並留下空白處要我簽名。

師：「你看，這樣就有了！」

我：「我不要！而且這到底有什麼意義？」

師：「你不住院就要簽。而且我知道你很重視承諾，所以一定要簽，這是我們兩個的約定！」

僵持很久，最後我還是簽了。當天原本要直接住院，但最後我還是回家了。醫生開了可以抗憂鬱的lexapro給我，我的想死意念就在藥物控制下消失，眞是太好了。

失約

我：「原本預計生日前要自殺，結果吃藥後就不想死了。這幾天感覺超級彆扭，感覺做什麼都不對勁，很怪很不自在。」

師：「我們來想想是什麼感覺。」

我：「就是很怪啊。上次有這種感覺，是快滿二十歲時，因爲從來沒想過我可以活到二十歲。那次也是這樣，說不上來的不自在，渾身不對勁。」

師：「那你覺得是爲什麼？」

我：「我也不知道。反正都過去了，不管它。」

師：「怎麼可以不管它！每個情緒都有它的意義，我們一起來想想到底是爲什麼。」

我：「我眞的不知道。而且只有這兩次有這種感覺。」

師：「啊！是失約的感覺嗎？因為你沒有兌現你跟自己的承諾，就像你答應了別人但卻沒有做到的感覺。」

我：「我答應別人很少做不到，做不到我就不會答應別人。失約於自己沒去自殺，唉，可能是吧，這感覺眞是怪透了！」

功課

師：「除了割手以外，你應該要嘗試用其他的方式釋放你的情緒。」

我：「我又沒有割。而且，拜託，別再叫我握冰塊、撕紙之類的了，一點用也沒有！這些早就試過了，爛方法。」

師：「那是別人的方法又不是我的方法，你又沒用過我的方法。」

我：「喔……那你要我做什麼？」

師：「記好喔！第一，寫下你當時的情緒反應。第二，寫下為什麼會造成這樣的情緒反應，是什麼原因。最後，寫下這樣的情緒反應是合理還是不合理。都記起來了嗎？以後就依照這樣把你的情緒反應寫下來。」

我：「喔……寫日記不可以嗎？日記很療癒啊，還要寫這個喔？我日記都有寫我的情緒啊！如果我乖乖寫，有貼紙嗎？」

師：「你如果有認眞寫的話，寫三篇給你一張貼紙。」

（我低頭寫筆記）

師：「你在寫什麼？寫筆記啊？嗯，很乖。」

我：「寫你答應三篇給我一張貼紙啊！不然你下次會賴皮！」

師：「……」

合理

諮商一開始，我得意地拿出兩本小筆記本，一本是「功課」，一本是貼紙集點冊。

我：「我可以自己幫自己貼貼紙嗎？四張喔！」

師：「我先看看，嗯，你眞的寫得很認眞耶！好，你可以去貼貼紙。」

（我低頭開心地貼貼紙）

師：「咦？等等！爲什麼你每一篇都是『合理』啊？你根本就沒寫不合理的啊！」

我：「有嗎？我記得我有寫不合理的啊！嗯，就是一半合理一半不合理，還有那種情感上跟理智上的合理不合理啊！眞的都是合理嗎？可是你又沒說要不合理！我原因都寫出來了，這樣哪裡不合理啊？第二點都有寫出原因啊！」（繼續貼貼紙）

師：「呵呵，好啦，算了。那你回家功課要多一項。第四點，合理之後，我怎麼轉變我的情緒。還有喔，不可以都寫交給上帝；除了宗教以外，你必須找到自己的力量。」

我：「哪有這樣的，而且還不能寫上帝，貼紙眞是愈來愈難賺了。」

地上打滾進行中

哭泣治療

每天到下午三點鐘左右，我都會有點崩潰開始哭泣；所幸我是一個人在二樓辦公室，因此並沒有同事發現我的異狀。有一天我實在忍受不了，打電話去醫院找諮商師⋯⋯

我：「老師，我沒有辦法，我每天到下午都在哭，我不想上班了啦！」

師：「哭也不是壞事啊，只是一種情緒的抒發，沒關係的。而且我沒看你哭過耶！」

我：「可是我在上班啊，不能就這樣一直哭，而且我住院的時候，你明明就看過我哭。」

師：「哪有啊，我才沒有看過，你下次哭的時候錄影給我看。」

我：「我才不要，好丟臉，誰哭的時候要錄影給你看啊！」

師：「我在治療你耶！錄影給我看啦！」

我：「才不要，這樣誰還哭得出來！」

師：「你看！這樣我的治療不就成功了！」

我：「……」

神的創造

師：「你不懂得如何討厭別人，但卻很容易就喜歡一個人，所以才會一天到晚受到傷害。」

我：「有次我很受傷很難過，禱告的時候，上帝有對我說話。」

師：「祂說什麼？」

我：「祂說，我的心是祂最美的創造。」

師：「何止你的心，你的全部都是祂最美的創造。」

聽了都快哭了，謝謝祢，謝謝你。

專業

我：「可是我覺得……，而且○○○都說……。」

師：「拜託，我可是專業的，為什麼你都聽別人說，不聽我說？」

我：「哈哈哈，專業的咧！可是他們認識我很久，而且……」

師：「相信專業的好嗎！我說你很棒就是很棒！你不喜歡你自己，可是我們大家都很喜歡你啊！」

我：「可是我找不到我喜歡自己的點。」

師：「那你說一說你討厭自己的原因是什麼，除了生病跟情緒以外，這個你不能控制。」

我：「……」

師：「你看吧，沒有嘛！現在換我說我喜歡你的地方（開始講）……你看，那麼多！相信專業的好嗎！你很討人喜歡的！」

我：「……」（抓頭害羞傻笑）

幼稚

我：「你怎麼那麼『盧』啦！我不要啦！我很幼稚，我現在就是一個標準的小屁孩，我才不要理你！」

師：「哈哈哈，沒看過比你『盧』的吧！我贏了，哈哈哈！」

我：「……」

自信

不知爲何聊到寫作。

師：「奇怪，你到底是對什麼沒信心？擔心你的內容還是文筆？爲什麼總是用那麼沒自信的角度看自己，不管怎麼看都有問題的樣子。未來你看你的小孩，總不能怎麼看怎麼不滿意吧？」

我：「小孩又不是我的問題，那是上帝創造的，又不是我創造的。假設上帝不小心捏壞，那也是上帝的問題。」

師：「明明就是你創造的啊！那如果你媽媽每次看到你，都覺得你不夠好，都覺得哪裡有問題呢？」

我：「拜託，我比我媽漂亮，她應該要很滿意，不管怎麼看都應該覺得完全沒有問題才對啊！」

師：「……」

焦慮

諮商師講話，我不斷地拿衛生紙擦桌子。

師：「你要看著我，聽我說。」

我：「這樣可以降低我的焦慮，你自己說的。我不想拿碼表，你又要說我幼稚。桌子快要沒有地方可以擦了，怎麼辦？」

師：「雖然我不會生氣，但是你一直擦桌子，有些人會生氣。如果老闆在跟你開會呢？或是正在談什麼重要的事情呢？」

我：「開會的時候我不會這樣，我會改成拿原子筆。有些人也會一直按原子筆，拿原子筆應該沒有很奇怪吧？」

師：「這樣子並不好，有些人會覺得你不尊重對方。我們把這個當作要改善的目標好嗎？」

我：「可是不這樣我會很不安，我會開始抓手，一直抓到手流血。咦？我的力氣還滿大的嘛！好厲害，可以把自己抓流血。我高中就是這樣被輔導老師看到，才被老師帶去談話。」

師：「那是高中，是以前。現在你長大了，而且變好了，跟過去不一樣了。這個列爲我們之後要突破的重點！」

欠打

我：「如果我是你的女兒，我現在那麼『灰』，你會不會想打我？」

師：「不會。」

我：「爲什麼？我以爲我一直跟你吵跟你爭，很像小孩子，你會覺得我很煩人，很欠打。」

師：「因爲一直吵、一直爭，就是你現在走不出去的問題。如果是我的女兒，爲什麼我要打她？我要幫助你，你不是小孩子，你也不會很欠打，你只是需要幫助。」

小孩都是騙大的

師：「你每天都要抱抱自己，拍拍自己，然後跟她說：『你好棒！』，知道嗎？」

我：「根本就不棒，還跟自己說好棒做什麼？我都知道自己在說謊，怎麼可能會相信自己，這樣有什麼意義？」

師：「唉喲！你不知道小孩子本來就都是騙大的嗎？你每天這樣說，就會眞的愈來愈棒，而且會相信自己眞的好棒喔！」

我：「……」

內在小孩

長大

師：「你要幫你內在的孩子長大啊！」

我：「我可以問問她有沒有六歲嗎？」

師：「嗯，我覺得她可能還在想要大家抱抱她的年紀。」

我：「崩潰了，原來那麼小喔，我可以打她讓她長大嗎？」

師：「她需要抱抱，你應該更多地抱她、滿足她啊！怎麼可以打她！」

我：「我不知道要怎麼去抱她，我根本抱不到啊！」

師：「就是因爲你不喜歡自己，所以她才會渴望被別人擁抱；因爲你自己都不抱她，所以她才會去找其他人來抱她。」

內在小孩1

諮商師給我一個回家作業，要我跟自己說話並擁抱自己。我拒絕了，覺得這樣子有點愚蠢。但有天晚上睡覺時腦袋開始出現許多畫面跟聲音，我便第一次抱著自己跟自己「碎碎唸」。

我：「老師，好神奇喔！我跟自己講話講到一半，眞的感覺到我的裡面好像有個小孩子，很小很小，然後因爲恐懼哭泣而發抖！很奇妙的感覺，離我很近，但又很陌生，好像我們兩個是分開的。眞的好特別喔！比感覺到上帝還神奇呢！其實最近一週，我已經沒有恐懼的感覺了，我也不知道她在怕什麼。」

師：「嗯，做得很好，可以給兩張貼紙。那你有沒有問她在害怕什麼？有沒有安慰她啊？」

我：「我跟她說不要害怕，耶穌與你同在，祂會保護你。然後拍拍自己，我就睡覺了。」

師：「那她還害怕嗎？」

我：「我不知道耶，我就去睡覺了。」

師：「你功課怎麼做一半！這貼紙要撕掉一張！」

我：「不是只要跟自己講話就好了嗎？她自己突然跑出來，我還被她嚇一跳！雖然覺得很特別，但又不是在我面前，我怎麼安慰她啊？不可能啊！又不是眞的有小孩子，只是感覺裡面有個小孩子，但我也不知道該怎麼繼續了呀！」

師：「……唉，這好像是我功課沒教好，但下次你要問她，然後陪伴她，不可以直接去睡覺喔！」

內在小孩2

我：「可是，我又不可能每次都能感覺到！我怎麼會知道這小孩什麼時候會出現呢？就算出現了，我也不知道要怎麼『抱她』或是『陪伴她』。老師，大家都會跟自己講話嗎？我不相信。」

師：「每個人或多或少都會跟自己對話，就算不是實際的對話，也會跟自己的內在互動，而你根本對自己『完全疏於照顧』。因爲太少跟她互動，所以你當然會覺得很陌生，覺得有距離，覺得跟你是分開的兩個個體；但是久了之後就會親近了，你必須先願意親近她。」

我：「不可能吧？我又不知道她在哪裡。」

師：「她就是潛意識的你呀！或是你的另外一個面向。像是你很『盧』的時候，或是你『叛逆』的時候。」

我：「但我『盧』的時候是『我』在『盧』，是我自己，我覺得我『盧』得很有理由（諮商師看我）……好吧，有時候有道理？……好啦！沒道理、沒道理（諮商師微笑）！不過，至少我從來沒有叛逆過啊！至少我並不覺得我有叛逆期！」

師：「我並不是說你有一整個時期都很叛逆。怎麼說呢，像是你有時候會很任性……」

我：「老師，其實你想講幼稚對不對？我承認我有時候很幼稚。」（哀怨）

師：「哈哈，這樣表達也可以，但也不全然囉！你在『盧』的時候呢，你應該要安撫她讓她不要『盧』，因爲那『就是她』，懂了嗎？或是你任性幼稚的時候，你就要幫助她長大。這都是她，只是你不懂得跟她相處，也沒有照顧她。」

內在小孩3

師：「回去還有沒有哭？」

我：「沒有，但是睡覺前還是很害怕，還是會一直想到那些畫面，但是我有睡著，只是會做噩夢。」

師：「那你有沒有抱抱自己，讓她別害怕？」

我：「沒有，就睡覺。而且爲什麼我要抱她？我可以抱枕頭，我有好多娃娃可以抱。」

師：「如果你看到有一個小朋友很害怕，你會把那個小朋友丟在那裡不管他嗎？難道你不會去陪伴那個小朋友，告訴他不要害怕嗎？」

我：「可是事實上就沒有小朋友！我怎麼抱她？我不要。」

師：「我明明就教過你要擁抱自己，而不是去抱娃娃或枕頭。娃娃或枕頭不是你，你要去擁抱你自己。現在抱一下自己給我看，像這樣。」（諮商師雙手環抱自己，表情很滿足、很溫暖的樣子）

我：「不要，很蠢。我不要。」（極度不自在）

師：「這是里程碑耶，快點，抱一個，我要拍照。」（拿出平板電腦準備拍照）

我：「我不要！這不是諮商，我不要給你拍。」（躲到桌子底下）

師：「這是行爲治療，快點抱，不然我要撕你貼紙喔！」

僵持很久後，我乖乖回到座位上，不太願意地快速雙手抱胸後馬上放下來，表情很不甘願。

師：「哈哈哈，你根本是生氣地雙手抱胸……算了，回家要練習喔，知道嗎？」

朋友

師：「你是你內在小孩的朋友，如果你都不跟她講話，誰跟她講話？」

我：「我又沒有要跟她當朋友，奇怪，誰說我是她的朋友？」

師：「就是因爲你都不肯當她的朋友！你都不肯當她的朋友，那誰要當她的朋友？你是她的朋友，而且是唯一的朋友！」

我：「我不喜歡她，是她自己一廂情願想要我跟她當好朋友，我又沒有答應要跟她當好朋友。」

師：「我都可以愛你，你爲什麼不能愛她？你是她的好朋友，要多跟她講話，要陪伴她，要愛她。你不是會覺得孤單嗎？她也覺得孤單，因爲你從來不肯陪伴她。」

我：「我有很多好朋友，我不孤單。而且你上次告訴我孤單是主觀的，所以她也不孤單，她只要覺得自己不孤單就好。」

師：「你是她唯一的好朋友，你必須陪伴她，聆聽她，安慰她。這是你的回家功課。每天要跟她講話，每天要擁抱她，有沒有聽到？」

我：「實際上就沒有一個小孩子在這裡，這眞的很難。我可以選擇跟上帝講話，而不是跟她說話嗎？我覺得跟上帝講話簡單多了，而且也是講話，對我也很好啊！」

師：「不可以，這不一樣，這是不同的方式。你必須跟你自己講話，當她的好朋友；你要陪伴她，讓她不會再感覺到孤單，而不是只跟上帝講話然後找上帝哭。你是她的好朋友，知道了嗎？」

不知所措

師：「我覺得你這次的作業寫得很認眞。你總算比較知道你裡面的感覺，認識你的內在小孩，寫得很棒喔！」

我：「唉呦，我早就知道了啊，只是沒有跟你說而已；她每次出現都是那個樣子，從高中開始就是，我本來就知道啊。」

師：「你本來就知道但是沒有跟我說？你還有什麼沒有跟我說的？」

我：「……沒有了。」（低頭，非常小聲）

師：「現在你要學習跟她相處。」

我：「我已經說過了，是她想要我當她朋友，但我並不想。她主觀上如果是孤單的，那是她應該要改變她的想法。我高中就看過她，就是一個幻影坐在我的床邊一直在哭，然後自己在割手；我跟她講話她也沒有回應我，到最後我才開始學她自殘。某種程度上我很想念她，因為我覺得只有她懂我。」

師：「那不是幻影，她就是你，不是實際存在的，是你內在的投射，是你的一個意象。你不會讓一個孩子在你面前一直哭，所以你應該怎麼做？」

我：「不！不是這樣的，她讓我不知所措！就算是真實的孩子，就像是教會姊姊的寶寶，當寶寶哭的時候，我一樣不知所措。就算我把寶寶抱給姊姊，我還是在旁邊很焦慮不知所措，因為我不知道該怎麼辦。並不是我不想理他，而是根本不知道能怎麼做。」

師：「所以呢？你覺得她需要什麼？」

我：「陪……我不知道！」（開始鬧）

師：「對，你剛剛說了陪她，所以好好陪她。你本來就知道她需要什麼，你以後就好好陪她，懂嗎？」

忍一時不會風平浪靜

自殘1

我：「今天聊自殘。上次你說這次的主題是自殘。結果我上次回去就自殘了；不是要跟你賭氣，我也不知道爲什麼。」

師：「爲什麼？割了哪裡？」

我：「我也不知道爲什麼，但我是故意的，故意要割手。我跟教會的姊姊講話到一半突然就很想割手，然後就去割了。我知道我是故意的，我還跟姊姊說：『你看，我割手就是故意且任意妄爲，並且根本沒有想要悔改，這樣上帝還會赦免我嗎？』我覺得我很壞，而我不想把一切都推給躁鬱症發作，我明明就知道我在做什麼，也知道我是故意的。」

師：「並不是躁症就會自殘，應該說你一直都有自殘的衝動，只是平常用理性把衝動控制住了。你自己也不知道爲什麼會這麼做，情感上你覺得合理，但理智上並不合理。躁的感覺可能讓理智沒辦法控制衝動，去抑制化，所以就自殘了，這樣懂嗎？不是躁症就會自殘，這並不一樣。」

自殘2

我：「我不覺得自殘是不對的，只是一般人認爲是錯的，但我並不覺得是錯的。我最近得到一種結論，這樣說好了，糖尿病整天在驗血糖，驗血糖也會流血，但就沒有人說這是自殘，而認爲這是在接受治療。同樣的，我也只是利用自殘治療我的情緒，我只是在醫治情緒，這沒有什麼不對。」

師：「但你馬上就會有罪惡感，割完手多久會有罪惡感呢？兩分鐘？你心裡明明就知道這樣是不對的。罪惡感會讓你覺得自己愈來愈糟，而反覆自殘又會讓你成癮，繼續傷害自己，繼續讓罪惡感攪擾你，讓你覺得自己很糟糕，這樣比較好嗎？」

我：「但我自殘前眞的會不舒服，胸口好像快爆炸又沒辦法喘過氣呼吸，裡面好像有一團氣體一直在衝，好不舒服，但只要一割手，所有不舒服馬上就好了。」

師：「我相信你會不舒服，但你有嘗試過其他方法讓自己比較舒服嗎？你並不是每次有自殘衝動的時候都會割手，那又是如何用自殘以外的方法度過不舒服的情緒呢？事實上，你是有其他辦法可以控制這樣的情緒、幫助自己的。」

孤單

師：「或許，就像醫生說的，你只是比較孤單，比較需要愛。」

我：「但是，其實我生活的一切條件都很好，我覺得自己這樣很糟，事實上我並不是孤單的。」

師：「那是客觀上你覺得你並不孤單，但是主觀上你是孤單的。你主觀上的需求並沒有被滿足，所以你在其他地方尋求安慰，懂嗎？孤單不是客觀上大家覺得怎樣就是怎樣，並非你的家庭很幸福或是你的朋友很多就不孤單，而是主觀上你自己覺得你是缺乏的。或許，是你裡面從幼年就覺得自己是孤單的，到現在這個需求都一直沒被滿足。」

可惜

我：「老師，我可以好奇問你一個問題嗎？你聽到我自殘，或是假設有人告訴你我真的自殺死掉了，你會有什麼感覺？我不是要聽你說很難過之類的，我只是好奇。我看診也會聽到有人自殺啊，好難想像醫生會想什麼喔，原本還在看病突然就死掉了。」

師：「很可惜。不管是自殘或是自殺都是，我會覺得很可惜。」

我：「為什麼是很可惜呢？」

師：「因為我不覺得你的問題需要去自殺，所以會覺得很可惜。」

有病呻吟

我：「我覺得自己很垃圾。很多人很努力地想活著，但我好好的卻一整天想死；就算講精神疾病，我跟其他患者比實在好很多。我常常會想到一句話：『我們所虛度的今日，是昨日死去之人所渴望的明天。』每次想到這句話，我就覺得我眞的是個廢物。」

師：「痛苦不是由別人去論斷的，你難過，不舒服，這都是你的感覺。你的感覺並沒有錯，也不需要跟別人比較。」

我：「我覺得我總在無病呻吟，因為根本就沒什麼大事，你知道嗎？我好討厭我自己這個樣子。」

師：「嘿，你剛都已經提到最近的狀況不太好在吃藥，所以你不是無病呻吟啊！呻吟沒有程度的問題，只有『有病』跟『無病』的差別，所以你不是無病呻吟。」

我：「那就直接說抗壓力太差就好了。而且，假設某天突然發現精神疾病根本不存在呢？雖然我會說我有躁鬱症，但我心裡面還是很否認的。」

師：「就算精神疾病不存在，你心裡面的感覺、情緒，還有你的問題，這些都還是存在的，而這些並不代表你不對，也不代表你必須否定你自己，或是說自己是垃圾。」

青春

我看著自殘的傷痕，傷口開始有點結痂，我麻木而平淡地說：「這應該會留疤，對吧？」

師：「這只是青春的記號罷了！疤痕，就讓它留下吧！」

民主與自傷

談到自我傷害。

我：「雖然這是一種不良的情緒抒發，但對我卻是最有效的方式，也只有這個方式可以讓我發洩情緒。不管怎樣，總比我悶著哭不出來或是沒有情緒反應好吧？那樣對我而言更痛苦！」

師：「你自己都知道這是不好的，你自己都講出問題了啊！」

我：「問題在於，大部分的人說是正確的，不代表一定就是最正確的。我舉個簡單並且是生活會碰到的例子好了：『民主』。投票這樣的民主表決，難道就眞的能做出最好的決定嗎？答案當然是否定的。然而，這是人目前爲止能想到最好的方法，儘管蘇格拉底早就已經證明民主的錯誤，不是嗎？所以，自傷只是目前爲止我所能找到最好的方法，但不代表一定是最正確的。自傷的時候我又沒有要死，我甚至還會去打破傷風疫苗。這就只是一種情緒抒發罷了！難道握冰塊的方法有比較好嗎？握冰塊讓自己的手感覺到刺痛，難道就不是自傷嗎？還不是一樣。而且，根本一點用也沒有。我就是要感覺到痛，我就是要看見鮮血。」

師：「你剛說了割手自殘是錯的，但這不是一般人認爲是錯的而已。割手會留下疤痕，身體髮膚受之父母，而且更重要的是會讓你產生罪惡感，不是嗎？還有，其實你想看到血，血才是你的重點。」

我：「沒錯，看見血我才知道我自己活著，我需要看見血證明我自己原來還活著。至於罪惡感，這是一種很詭異的循環。當陷入想自傷的情緒，我會討厭自己這樣的感覺，所以我必須懲罰自己，所以我必須割。割完後看到傷口，我會討厭自己又這麼做了，所以我必須懲罰自己，然後又再次循環，一次又一次。」

師：「你現在就活著，告訴我你存在的感覺是什麼？」

我：「這太難了，我沒有感覺。」

師：「這是你的回家作業，下次交，寫下來。」

我：「……我寫不出來。如果有寫，寫完有幾張貼紙？」

師：「回去寫！貼紙、貼紙，你就只會想到貼紙！回去寫！」

蝸牛慢慢爬

重大創傷

師：「最近過得好不好？」
我：「還好，我被退稿。」
師：「被退稿心情還好嗎？」
我：「都還好啊，沒什麼感覺，也沒有很難過。」
師：「嗯，那很好喔！那最近還會想自殺嗎？」
我：「有啊，前幾天吧！」
師：「爲什麼想自殺呢？」
我：「喔，因爲被退稿。」
師：「你不是說，你不會難過嗎？」
我：「但我沒說我不想死啊！你不懂，我覺得我現在只會寫作，但是我被退稿了，這對我而言是重大創傷！」

師：「不要說我騙你，你去網站搜尋重大創傷，看看裡面有沒有『退稿』這一項。重大創傷是指親人突然過世之類的，退稿絕對不是重大創傷。」

我：「不然被退稿我除了想自殺還能有什麼情緒？這樣沒有錯啊！不然被退稿我應該怎麼辦？當然就是想自殺啊！」

師：「被退稿可以是一種學習的過程。明明中間就還有很多選項，怎麼會直接跳到想自殺呢？你又跑到極端去了。」

回家以後，我認眞上網搜尋重大創傷，看了好幾個網頁加上關鍵字搜尋，眞的沒有「退稿」這個選項。下次諮商時，有點不甘心地跟諮商師說眞的沒有退稿的重大創傷。

師：「唉喲！你還眞的去找啊？當然沒有啊，怎麼可能會有，哈哈哈！」再笑下去，這也要成爲我的重大創傷了啦！

負擔

我：「我覺得我對別人造成困擾，感覺我就是別人的負擔。」

師：「你覺得你是誰的負擔？」

我：「至少是爸爸媽媽的啊，他們怎麼可能放心我一個人？我連父母親最基本的期待都做不到，既不健康也不快樂！」

師：「但我看他們每一張照片都笑得很開心啊！哪個孩子不是父母親的負擔？你知道嗎？這是一種甜蜜的負擔；對任何父母、任何孩子都是一樣的。」

負向表示

師：「最近還有哭嗎？」

我：「沒有。」（小聲）

師：「你的表情也太好笑了吧！沒有應該很高興啊，怎麼看起來那麼沮喪啊！哈哈，這表情值得好好研究！」

我：「好丟臉喔，不要再講了啦，我都沒發現自己這樣。」

師：「喔！負向言語『好丟臉』，記起來。」（筆記）

我：「哪有這樣的啦，很蠢耶，這不算。」

師：「『很蠢耶』，負向言語，記起來。」（筆記）

我：「這樣太……」（硬生生吞回去）

師：「『笨蛋』？『智障』？還是『蠢』？不管，負向言語，記起來。」（筆記）

我：「怎麼這樣啦！我沒說出來耶！不公平，不要寫了啦！」

師：「你比較厲害寫在大腦裡可以隨時提取，我比較爛連抄寫在筆記本上都不可以喔？這樣才是不公平！」

信心

我：「有個問題我一直想不懂，爲什麼我講話沒有辦法直視你的眼睛，或者看著你好好說話？當然，現在好多了，但很多時候，尤其談到某些話題，我就沒有辦法看著對方說話。不管是你或是醫生，或是以前的諮商師，甚至有的時候對爸爸媽媽也是這樣。爲什麼呢？」

師：「這個問題很簡單啊，你眞的想知道？」

我：「對啊，我眞的不懂。我很努力想要看著對方說話，但是我就是沒辦法。就算眞的抬起頭看對方，也會非常不自在，馬上迴避視線。」

師：「因爲你對自己沒有自信。」

我：「但有的時候可以啊！」

師：「你在很多時候覺得自己表現得不夠好，或覺得沒有達到對方的期待，所以沒辦法看著我們說話。」

我：「還有覺得我自己很爛，因爲我根本做不到。」

師：「你看，沒有人覺得你不好，你很優秀，但你永遠覺得你自己不夠好。」

忘記

我：「我小時候……（開始講一大串的故事）」

師：「你當時大概幾歲？」

我：「不到五歲，我那時候還住在外婆家。」

師：「你都還記得？記憶力也太好了！當然這些事情對你很特別很有趣，所以你會記得；但你同時也記住太多不愉快的事情了，你應該試著把不愉快的事情忘掉。」

我：「很難啊，愈想忘記，就是不斷提醒自己記得，就愈難忘記。」

師：「那你負擔那麼多怎麼走得動？靈魂那麼重你要怎麼繼續往前走？有辦法忘記，你應該試著把一些不好的回憶忘掉。」

我：「喔……」

師：「有沒有覺得我講得很好？哈哈哈！」（得意貌）

愛的語言1

師：「除了直接的身體接觸，或是送禮物這種很具體的表達以外，你應該也要試著去學習接觸其他愛的表達，不然你會遺漏許多別人對你表達愛與關心的時刻。有時候一些小動作，或是讚美的言語，也是一種愛的表現。」

我：「嗯，你是說『愛的語言』嗎？我想，對我來說，最高分的表達應該是身體接觸，我真的很喜歡別人抱我，我每次都會跟別人討抱抱。」

師：「可是你受不了別人誇獎你對不對？不是每個人都習慣用擁抱來表達愛，更何況是東方社會。如果對方連自己的家人、小孩都不會擁抱，怎麼會抱你呢？但這不表示對方不愛你，只是他們不會用這種方式表達愛。但因爲這樣，你可能就無法被滿足，並且無法感受到愛。」

我：「嗯，但我還是很喜歡抱抱，而有人誇獎我，會讓我覺得非常不自在。或許是沒自信吧，我並不覺得自己夠好，總覺得自己和對方所誇獎的是不一樣的，因此讚美總令我感到非常不自在。」

師：「嗯，那以後你每次過來我都要好好誇獎你，誇到你習慣為止！」

我愣愣地看著諮商師，抓了抓頭，就連這句話都讓我感到渾身不對勁；心裡有點期待讚美，但又覺得不知如何是好，感覺眞是複雜啊！

愛的語言2

我：「我回去做了測驗，愛的語言裡面，我最高分眞的是身體的接觸，最低分是肯定的言語，只有兩分！」

師：「所以這是什麼意思呢？」

我：「表示我很喜歡抱抱！」（開心）

師：「還有呢？」

我：「嗯……還有我不喜歡別人誇獎我，會很不自在。但是應該沒關係吧？大家喜歡的都不一樣啊！我還是喜歡抱抱！」

師：「為什麼被誇獎會不自在？下次別人讚美你，你就說『是』！這樣知道嗎？」

我：「喔，我不要，這樣很奇怪。」

師：「不可以說『不要』，只可以說『好』、『是』！對方誇獎你又不是講謊話，你要接受讚美啊！不管，我現在就要誇獎你！你不覺得你現在狀況進步很多很棒嘛！要說『好』！」

我：「喔……嗯……不要……」（小聲，扭來扭去）

師：「……」

別人的情緒

我：「我還是不懂為什麼她不理我，我很喜歡她，但我覺得她跟我說話很有壓力。上次見面，我重述她的話，她就開始跟我拚命解釋她的意思是什麼，以前不會這樣。現在她又不理我了，我只是聖誕節傳了訊息；這次完全不讀不回，該不會被封鎖了吧？可是我平常很乖並沒有吵她。」

師：「你可不可以把她忘記？我覺得她總是在影響你的情緒，我必須教你去發現身邊很多很愛你的人！除了她以外，還有其他人會讓你有這種感覺嗎？」

我：「會啊，不只是她，我也很喜歡我現在周遭的人啊，但每個人都不一樣嘛！高中同學吵架之後大學就失去聯繫，現在我偶爾想到那個朋友還是會難過。還有我的死黨，儘管我現在上台北偶爾還是會住在她家，根本也沒吵架，但是感覺就和以前不一樣，各有各的生活，這樣也令我很難過。」

師：「你必須學會一件事，那就是別人的情緒不一定和你有關。舉例來說，剛剛不是有人跟我說有電話要我回撥嗎？但是我現在在跟你談話，我心裡可能受到這件事影響，感覺到壓力而有些情緒，但這不是你造成的，儘管現在坐在我對面和我說話的是你。你懂嗎？別人的情緒不一定和你有關，每個人都可能被影響，但不代表影響對方的就是你。你不需要過度解讀，或用自己的方式去猜想、理解對方，這反應出你對自己沒有自信。」

快樂

師：「沒有任何一個人每天都很快樂，每個人都會有不快樂的時候。」

我：「我家的魚啊！我家的魚天天都很快樂！」

師：「你的魚不是人。人偶爾會不開心或是不快樂都是很正常的。」

我：「嗯，但是大家不快樂不會自己想一想然後就變成想死，對吧？我到底哪裡有問題？」

師：「沮喪、難過，都是正常的情緒，只是你的處理方式是自傷，或是想要自殺。」

我：「可是我連開心的時候都會瞬間想自傷耶！像是跟朋友聊天過後，電話一掛掉，突然覺得好空虛，明明前一刻那麼快樂，但掛了電話卻馬上想拿美工刀。」

師：「空虛會這樣也是很正常的，但這並不代表你前一刻快樂的情緒是不正確的。你確實感覺到快樂，你也確實覺得空虛，然後才有後來的反應。空虛的確會低落，這也很正常，問題在於你對你情緒的處理是錯誤的。」

生日

我：「老師，跟你說一件開心的事喔！我下星期生日。不是說要過生日很開心，而是我竟然有點期待生日耶！光是期待生日這件事就讓我開心，好久沒有這樣了。」

師：「因爲每年生日之前都在計畫自殺嗎？」

我：「對啊！以前我生日前都想自殺，每次都不想活過幾歲之類的。今年竟然沒有，而是期待生日耶！不是期待禮物，就只是很高興生日這樣。」

師：「很棒喔！我就說你進步很多吧！生日快樂！」

沙灘上的足跡

重拾文字樂趣後，我開始寫一些筆記。一開始只是想幫助自己釐清想法，儘管剛開始我很抗拒寫某些主題，有些時候又會對某些議題產生極大的情緒反應。記得有次要寫「存在的理由」，想了半天卻只想到一堆我「不該繼續存在的理由」，讓我極度沮喪甚至一度浮現自殺衝動。我常常看著電腦螢幕發呆，一個字也寫不出來，除了抗拒與負面情緒外，其實我真的不太懂自己真正的想法。但整體而言，強迫自己好好「與自己對話」，對我確實有極大幫助。

某種程度上，我覺得做記錄這件事，像是在跟自己告白，或在對自己懺悔；因爲對自己的疏於照顧，甚至也排斥或抗拒去照顧自己，我對自己竟是如此陌生。過多的壓抑帶來更多的疏離，不斷惡性循環，現在想要找回自己，如同進入一個看不見盡頭的迷宮，摸索著找尋出口的陽光。出口眞的有光嗎？其實我也不確定。但不管怎樣，至少一定會有出口；只要有出口，我就有能力找到陽光。我不知道還要在迷宮裡走多久，也不知道會不會就此找不到方向，有時也會沮喪覺得自己永遠都在原地踏步。但我知道我在前進，作業寫不出來只是一個錯誤的盡頭，換個方向換條道路，我仍然繼續前進。

我想到米羅的畫，想到他畫中的每個意象，想到那些我看不懂的太陽、星星、月亮、小鳥，我思考米羅在想什麼，他的內心世界到底是像他筆下的線條一樣單純，還是用簡單的線條包裝複雜的靈魂。曾經聽過一個令我莞爾的小故事：一位畫家在自己的畫展中聽到旁人介紹他的畫作，講得頭頭是道，最後對方邀請畫家自己上來分享；畫家上台後只做了一件事，就是把他的畫作上下顛倒，掛回正確方向。或許摸索自己的內心不太容易，但也唯有自己才能眞正明白自己的心吧？

想到幼時總是自言自語獨自玩耍，是我的心在陪伴我，還是我在陪伴我的心？然後我靜靜地等待深夜，當我沉睡進入夢境，我知道，你會再次給我機會，讓我學習如何擁抱你，擁抱我眞實毫無僞裝的自己。或許是恐懼、驚慌、害怕、無助、孤單……但沒關係，因爲從現在開始，我會學習和你手牽著手、深吸一口氣，就算發抖，我們會一起走下去。走不動的時候，抱著你、背著你，我們總是會一起走下去。

我不成熟，我不勇敢，但我知道哭泣的你會給我勇氣與力量，因爲過去的每個時刻你都這樣的幫助著我，而我也這樣依賴著你。當我們重新擁有彼此，當我能夠眞正認識你擁抱你，破碎會成爲整全，淚水會成爲湧泉。曠野之地，我們會沐浴甘霖滋潤；光，會讓我們觸摸溫暖與希望。

階段性思考

以前朋友說我在某些事情上很偏執，例如遇到問題時，我的反應不是選擇全有就是選擇全無，沒有中間的階段性思考。會激發這種特質最主要的議題，好像都跟自傷或自殺有關。雖然很努力想改變這樣的想法，但似乎就是沒辦法改變。

全有全無的特質在這段期間進步了，但對我而言，要跳脫這樣的想法是困難的；我只是「知道」思考應該要有階段性，但不代表我「認同」。由於思考邏輯仍然不認同，儘管表面上可以表達或表現出階段性，但心裡面卻是否認並且排斥的。我僅能「訓練」並「教導」自己階段性的思考，但卻無法使自己信服，其實仍然很困擾。

如何幫助內在小孩

每當我恐懼害怕，或是夜深人靜準備入睡時，我會感覺到自己的心如此渴望被愛、被擁抱。這時候，內在小孩永遠都在哭泣，用這個形象保護我不被傷害，但卻讓自己的內心受到更深的傷害，因爲這個孩子根本沒有能力保護自己。當我自殘時，我也會感覺到她，那種感覺像是不斷地呼喊著：「求求你幫助我」、「我又自殘了，可不可以求你這次也不要放棄我」、「我好痛好痛，可不可以求你幫我包紮傷口」、「我的娃娃在哪裡，我想要抱他」、「我那麼骯髒汙穢，你是否還願意抱我」、「我又犯錯了，你可不可以不要生我的氣」……

我總是麻木地聽著內心的哭喊，卻又在現實中一刀割過一刀。我會這麼答覆自己：「你永遠都只是一個人，沒有人會愛你」、「沒有人能忍受你一直哭，你最終將沒有任何朋友」、「你是個壞孩子，壞孩子永遠不會有人喜歡」、「你做錯了，所以應該被懲罰」……止血後瑟縮在床上，我問自己爲什麼無法停止？無助地，我再次緊抱著枕頭瑟縮，瑟縮著如同尙在母腹中的嬰孩，試圖找回安全感進入夢境，卻在夢中再次體驗恐懼。

偶爾，我抱著自己在睡前低語：「你好乖，不要怕，我會保護你，我會陪伴你。就算我沒有能力照顧你，耶穌也會幫助你。」但我茫然到連自己都不太相信自己的承諾，並質疑上帝是否眞的隨時與我們同在。我在自己面前信用破產，我怎麼能指望我的心相信我自己？

或許幫助我裡面的孩子最直接的方式是讓她信任我，相信我會保護她。但我要怎麼建立她對我的信任？或許是在她需要幫助的時候站在她身旁，而不是讓她獨自承受無法負荷的傷害，讓最軟弱的她來保護我。但我依然不懂要如何在遇到狀況後不會退縮成孩子，不知道爲什麼我就這樣突然變成小孩。就算我在當下抱著自己跟自己說話，想安撫自己，但我連說話的方式與內容都像孩子。縱使已經覺察這一點，我也沒辦法改變；不管我怎麼努力不退縮，我就是像孩子一樣脆弱又缺乏安全感。然後我會感到很深的無力，同時自暴自棄。

我想幫助自己長大，但又矛盾地不想絲毫改變，只想永遠當個孩子。

深夜的寂靜中，我想與自己對話。當我尋找自己的心，輕聲問：「你在哪裡？」時，微弱地，我感覺到我的心也正用極其細微的聲音尋找我：「你在哪裡？」她需要的時候我不在，如今我想尋回她，她還願意回應我的叩門嗎？

「你在哪裡？」是你，是我，還是我們？

然後我摸著自己左胸心臟跳動的位置，感覺胸口規律的起伏：「我在這裡，永遠在這裡。給我機會，讓我學習如何愛你。」

遺棄與傷害

外婆早晨都會到佛堂禮佛，因此幼年的我每天早上醒來都是自己一個人，讓我感到害怕、孤單而恐懼。儘管爸媽週五晚上都會接我回家共度週末，但年幼的我總覺得自己被爸媽拋棄。我覺得爸媽不愛我，回家總是很害怕自己如果犯錯就會被丟棄，努力地試圖當個好孩子讓爸爸媽媽喜歡我。

童年影響我求學後的人際互動，對關係存在一種不安全感，而大學諮商關係轉換的頻繁，更讓我對被遺棄產生嚴重的恐懼。我不知道自己哪裡做錯了，我對自己生氣，並且對周遭感到憤怒。我用自我傷害懲罰自己，覺得自己不夠好而無法達成他人期待，所以我才會被他人拋棄，如同回到幼年無助而驚恐。

教會的支持恢復我對人際的信任，但信任感也在教會中不斷地被摧殘。我退縮得像個孩子，也不斷地傷害自己裡面的那個孩子；我不知道該如何移除她的恐懼，甚至親手傷害自己內心的脆弱。很多時候，我感覺和自己的心完全分離，而對立的兩種情緒卻同時匯集到我的裡面爭戰：一方面享受恐懼並用恐懼傷害自己，另一方面卻又祈求在恐懼中得到幫助。我無法眞正擁抱她，因爲傷害她的人就是我；我也很想擁抱她，但我會感覺到一種很深的無力感，告訴我不該再繼續靠近她。意識不清即將入睡時，我可以感覺到她迷失在街市中哭泣，但疲憊的我也無力擁抱她而沉沉睡去，直到天明才再次憶起昨晚爲何沒有安慰或是擁抱她。

從小到大，內在的孩子形象完全一樣；我不懂自己爲何要拿她最恐懼的部分傷害她，不懂爲何對深層的自己如此殘忍。或許，這就是我在玩偶中尋求慰藉的原因，從幼年起這些玩偶就是我唯一的安慰與倚靠。至今我仍會跟玩偶講話，想像並且深信他們擁有生命與靈魂。我寧可擁抱玩偶勝於擁抱內在小孩，並在這樣的感覺中得到眞正的平靜。

壓抑的需要

從小我就會壓抑自己的情緒或需要，配合外界犧牲自己的感覺。國小參加校隊要編入體育班時，爸爸要求我退出，我其實非常難過，但我沒有跟爸爸說。回家後我躲進房間裡，確定沒有人注意後，把自己蓋在被子裡大哭，哭到累了睡著。那天放學，教練跟爸爸談話的身影，至今仍深深烙印在腦海中。升上高年級，我每天早上眺望球場上同學練球的身影，充滿羨慕，又覺得無比失落空虛。我好想和他們一起練習、一起比賽、一起歡笑，但我只能每天遠遠地看著他們，在心裡記下他們的動作，放學後自己模仿假裝練習。我一直看著他們訓練直到畢業，曾經美好的回憶也逐漸黯淡。

我配合環境壓抑自己的感覺，以爲這樣才是一個「好孩子」。我羨慕許多人可以爲自己而活，不顧外界眼光。符合他人期待的感覺總是捆綁著我，或許是極度擔心不被愛吧！我對愛沒有安全感，覺得必須很努力才能被愛，只要做錯了就會失去他人對我的愛，因爲我不值得被愛。我厭惡迎合，但我確實習慣配合他人，即使心裡經常已有定見，但我甚至會爲他人做與自己想法完全相反的事。順從他人的決定常常傷害我自己的感受，但除了感覺難過外，我不知道這樣會傷害自己渴望被滿足的需求。

我對自己缺乏照顧，並壓抑心裡的渴望，甚至覺得讓內在小孩得到滿足會有罪惡感，因爲我「不應該」擁有「快樂」。因爲我「並不完美」也「並不夠好」，所以當然沒有資格擁有「快樂」這個獎賞。

或許是長期壓抑自己，久而轉爲抗議與叛逆。既然自己不夠好，那就應該懲罰自己，到最後就變成自我傷害。對愛的不安全感成爲另一種失落的憤怒，我對自己充滿厭惡，但我不太明白這種憎恨與嫌惡的感覺出自於何處。受洗後，我重新學習用上帝的眼光來看自己，但我心裡是遲疑的。我很想相信神「無條件的愛」，但我同時會想，上帝眞的會喜悅我這個全身是血充滿罪惡，並且永遠不會變好的孩子嗎？如此汙穢骯髒，耶穌眞的願意擁抱我嗎？很想被愛，也相信神願意這樣愛我，但又覺得自己不配得到這一切，我充滿矛盾。

與自己對話，總令我感覺到一股巨大的空洞，我不知道我在跟誰說話，也感覺不到我正在跟自己對談。最後我只能禱告，因爲相信上帝願意聆聽我、幫助我、醫治我，比讓我願意傾聽自己還要容易。我逃避內心的聲音，即使渴望擁抱，但連想擁抱自己，內在的自己都不想在我的懷裡得到溫暖與安慰。我很挫折，我覺得對自己無能爲力，於是我開始對著鏡子講話。

「我愛你，你願意愛我嗎？」我問鏡中的自己，然後感覺到一陣不安，一種說謊的控訴從裡面快速的蔓延到全身。「我想學習愛你，可以嗎？」我猶豫著，看著鏡中自己的雙眼，只看到滿滿的遲疑與躊躇。

「對不起。」我說，不自覺地摸了摸頭項上的十字架，輕輕地拿起來，親吻十字架上的耶穌。

「原諒我。」我說。

我不知道我在懇求上帝的饒恕，還是在懇求自己的饒恕。

「原諒我。」我再次低聲地說著，再次親吻十字架項鍊上的耶穌。「原諒我……」微弱的、輕聲的，我閉起了雙眼。

「原諒我。」

就業的恐懼

對於要重回職場，我充滿了不安。我不知道這次工作能撐多久，不知道何時又會發作而無法繼續上班，不知道一陣子沒工作重回職場我是否還能適應。我心裡害怕與人相處，覺得這個社會好恐怖，覺得自己隨時都會受到傷害。我質疑自己的能力，縱使面試主管對我的專業應答非常滿意，我仍擔心自己無法勝任。我對自己沒有信心，不管周遭的人對我多麼肯定，給予多少鼓勵，我仍否定自己。我極度矛盾，既想回歸社會正常生活，又畏懼猶豫。我曾對職場充滿企圖心，但現在只想簡單安定。躁鬱症沒那麼可怕，但我幾乎已經把自己嚇死，畫地穩穩限制住自己。

或許我真的該考國家考試，找一個不會因為我生病而叫我離職的機構，可以在不舒服的時候拿著診斷證明書請病假接受治療，不必擔心自己生病被人發現而丟掉工作。光想到後者我就滿心期待，不須再畏懼生病會影響工作，我也許就能自在地做真實的自己，也許就能真正完全接納自己。但緊接著我又再次被恐懼侵襲，厲聲奸笑告訴我早已喪失讀書的能力，永遠別忘了過去反覆發作對學習能力的影響。自信再次被擊垮，我始終走不出我畫在腳前自以為保護自己的安全界線。

安全第一。如同工地前面的黃色膠條警語，我在我生活周遭設下了無數的界線，以保護之名行綑綁之實。我如同囚犯，被限制監禁在自己心中的牢籠，毫無一絲想要逃跑奔向自由的企圖。曾幾何時我竟然變成這個樣子？總想嘗試挑戰自己的那個我呢？茫然中突然想起國中時曾以梁啓超的自許作為座右銘：「以今日之我，勝昨日之我；以明日之我，勝今日之我。」而我早已被過去勝過，我又該如何幫助不想期待明天的自己相信未來？

帶著不安入睡。睡夢中，我夢見自己開始工作，並且身處一片黑暗之中；沒有光，沒有燈，而我找不到路離開。只是一場夢，醒來後的我不斷安慰自己。「方其夢也，不知其夢也，夢之中又占其夢焉；覺而後知夢也，也有大覺而後之此大夢也，而愚者自以爲覺，竊竊然知之。」我現在是眞的醒了，還是像愚人一般自以爲已經醒了得意洋洋呢？

忐忑地帶著不安，或許某些時候，我寧願繼續作夢，永遠不要眞的醒來面對一切，永遠在夢中逃避一切，該有多好。有個聲音叫我不要如此退縮，不要如此負面，但我抗拒不想再成爲那個表面陽光的孩子王。我早已不是孩子，也疲憊地不想再當人群中的焦點，我只想要做我自己。「不知周之夢爲蝴蝶與？蝴蝶之夢爲周與？」而我在夢中渴望成爲蝴蝶，在色彩繽紛的花海中迷路，留情於每朵待放的含苞，一生做一場美麗的夢。

天堂的創作

寫作就像是一場心靈療癒的旅程，這或許也是我喜歡創作的原因。我對自己的創作始終沒什麼自信，連投稿後的作品都沒有勇氣好好地再讀一次，但我仍然喜歡創作。文字比我更加了解自己，在文字裡，我找到生命被點燃的熱情，燃起生命溫度的炙熱。文字如同躍動的音符，使我在字句的樂章中找回自己，隨著樂曲高低起伏做最眞實的自己。不須僞裝，不須勉強快樂，可以自在狂妄，可以痛快呼喊。

或許，文字也讓我經歷天堂；沒有傷害，沒有懼怕，只有真誠與平安伴隨在我的四周。彷彿我真的在天上，躺臥在雲朵之中，感受如棉花糖般的甜蜜與柔軟。安全感如溫暖細流，不帶激情卻也永不止息地涓涓流下，直接進入我心中的花園，澆灌我靈魂的幼苗。青翠的草地上，嫩芽努力成長，總算掙出了翠綠的枝葉，光滑的表面反射陽光的柔和。陽光，耀眼而不刺眼，明亮了整個大地。在光中，毫無黑暗，百花齊放，衆鳥歡唱，就連陰影也不再恐懼，反而帶來微風的涼爽。安詳而美麗，我的心，我的文字，我的天堂。

文字帶著溫度與生命，無可取代。作家兩個字太偉大，文青兩個字太氣質；還好，上帝只要我做祂的孩子就好。或許我什麼都不會，但我真的很會當小孩。想到這裡，甜甜的，在神的愛中，我是祂寶貝的孩子，永遠的孩子。

給我受傷的內在小孩

親愛的孩子：

還記得我們前幾天唱的歌嗎？「我會牽著你的手，但是路要自己走。」我知道你覺得受傷了，你可以哭，但是你仍必須往前，因爲生命的道路不會因爲淚水滿溢而停滯。就像現在窗外狂風暴雨，時間也不會因爲颱風的到訪停留。世界很複雜，你不懂沒有關係，但是你有責任保護好你自己的心不受傷害。我知道你總覺得是自己的錯，包括連生病都覺得是自己的責任，覺得自己永遠不夠好令人失望；讓上帝失望，父母失望，醫生失望，教會的姊姊們失望。所以你傷害自己，希望藉由懲罰自己逃避內心的無力，而自殘又讓你更痛苦自己再次令人失望，想著自己是否會被他人放棄丟棄。

孩子，我知道你很迷失，不懂自己是否眞的有精神疾病，不懂生病的自己爲什麼不是自己，爲什麼情緒必須藉由藥物輔佐，爲什麼眞實的一切會在服用藥物後消失，覺得自己終究不屬於自己，即使已經服藥八年仍然不願承認自己生病，痛苦詢問上帝是否一切都是自己的過錯。痛恨自己三不五時的思考邏輯斷線，痛恨自己三不五時就哭著打電話向人求助，痛恨自己三不五時就軟弱得好像在逃避社會，一切無法自立。孩子，我也好想哭，爲我，爲你，爲我們心裡至今仍走不出的全部。就像妄想是如此的眞實，如此的直接在我們生命之中，永遠都沒有人能夠理解我們所說的眞的都是事實。而我落淚，我好想擁抱著你一起大哭，像我告訴其他病友我願意相信他們一樣。

十年，很難想像已經十年，我們一起走了十年了。世界還是很複雜，一切還是很恐怖，就連家人都會給予傷害。我知道你痛苦自己的姊姊原本與你如此要好，但從她知道你生病，八年來把你視爲空氣，甚至笑你讀書讀到神經病，讓你深深受傷。我知道你很努力地在愛每一個人，所以你不解爲什麼那些朋友、同學、室友生病時曾經接受你的陪伴，卻在你生病之後嘲笑你，說你是裝的，說你是故意的，然後狠狠傷害你。你不明白爲什麼人的心那麼殘忍，不明白自己哪裡做錯了。全部都是自己的錯，就像大學諮商關係的顚簸，你歸因於自己表現令他們失望所以沒人愛你，而不是歸咎於傷害你的人。但孩子，請你明白，你無法達成每個人的期待。就像神很愛每一個人，但也不是每個人都願意將自己的心歸給祂，爲什麼你要去努力連神都不想勉強達到的目標？

我何等想要抱著你，但我連說服自己一切會更好都說不出口，我該如何給你繼續走下去的勇氣？我自己也好徬徨，好想結束一切，但又不想傷害你，不想讓你再次進入黑暗的憂鬱，不想讓你再次被我用刀狠狠刺透，如同將你丟在曠野被狼群撕碎。所以我只能抱著你，一句話也說不出口，只能靜靜地在這裡擁抱著你。對不起，我從來沒有好好的保護你，也從來不知道該如何保護你，甚至將你丟在叢林讓猛獸攻擊。

孩子，你就哭吧，因爲眼淚將會成爲生命成長美麗的澆灌。但你一定要記得，不管再怎麼辛苦都要面向陽光，在淚水與陽光地灌溉下堅強長大。因爲就像歌詞裡寫的，有一天陪伴你的人都會放手，因爲路要自己走。不是因爲他們不愛你了，而是因爲你長大了。我知道你總是不想令人失望，但事實上是愛從不失敗，有這麼多的愛，你一定會成長。就像畢馬龍效應，所有的人都覺得你很棒，所以你一定會變得很棒，但你必須先選擇相信你眞的很棒。打個勾勾，開始相信自己眞的沒有那麼糟，好嗎？我知道大腦總是跟你說你很糟，總是控訴你叫你去死，所以你要很努力地走下去，然後到天堂驕傲地跟上帝說你很努力地愛過了、活過了、走過了。別忘了，耶穌曾經答應我們，要給我們一個可以填滿我們心裡所有空缺的擁抱。

親愛的孩子，不管躁鬱症是否掌管你的生命，都不是你的錯。你可以哭、可以恨，甚至可以好好地罵上帝。但你應該要學習不是所有的問題都是自己的錯，不須將所有的問題都想辦法找到原因，控訴就是自己的不對。不要再任由自己傷害自己。沒有人會因爲他人傷害你而對你感到失望，但他們卻會因爲你用別人的錯誤來懲罰自己爲你感到不捨。

我想跟你說好多的對不起。我不懂爲什麼自己要這樣傷害你，我選擇請求你原諒我，而不是繼續控訴自己對你的傷害。對不起，讓你爲了我的傷害承受那麼多的痛苦。對不起，因爲我從來沒有像個大人一樣站在你的前面保護你。可不可以，讓我們再打一個勾勾，這次，兩個人一起走，大手拉著小手，兩個人一起努力地走下去。

還有一句永遠說不完的道歉：對不起，我從來沒有選擇愛你，也從來不想選擇愛你。我沒辦法跟你保證會努力愛你，儘管我找不到討厭你的理由，但我也找不到愛你的理由。親愛的孩子，對不起，求你給我機會，幫助我學習如何愛你。求你原諒我竟然這樣苛刻對待我們自己，求你原諒我不愛神所賜給我們的生命，求你原諒我恨惡你甚至想要結束你的生命，只單純的因爲覺得未來不值得期待，如此微弱的理由連我自己都無法說服。但我知道你會原諒我，就像你會原諒傷害你的人，就像你仍然愛著姊姊、諮商師、教會輔導、朋友，並且爲他們禱告。所以現在，求你也愛我，爲我禱告。然後有一天，當我們都長大了，我會懂得如何愛你，和你在生命的旅途中一起摸索成長。

你雖然弱小，卻永遠比我勇敢，因爲你眞的比你以爲的還要堅強。只要不放棄，這條生命的道路，我們會繼續走下去。而我會靜靜在你身旁牽起你的手，這條道路，我們一起走。

CHAPTER. 4 現在

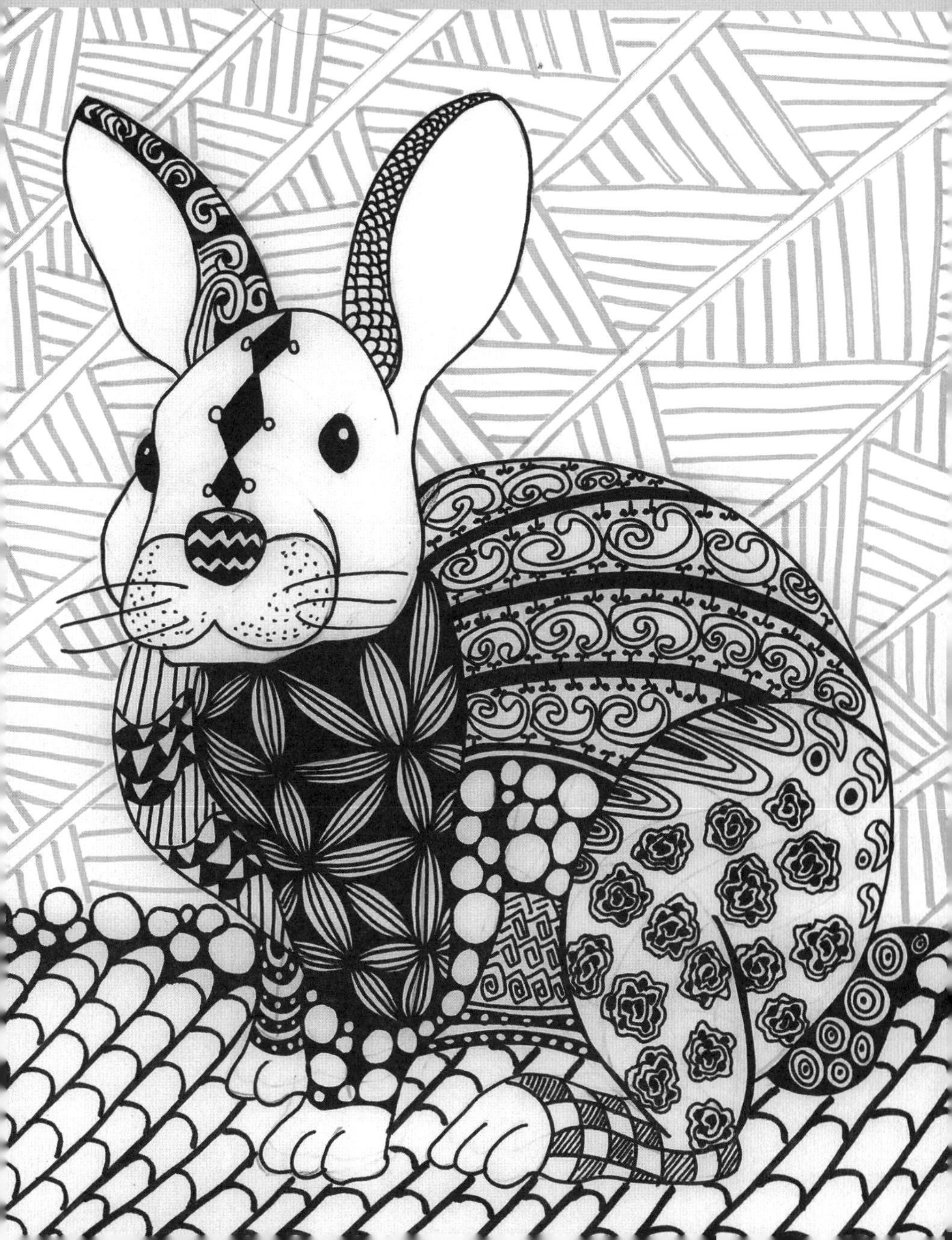

完整

你很難把生命分段寫。

躁、鬱、自傷、自殺、失眠、負面控訴……絕大多數的時候，它們同時出現。這些同時出現的集合，分段寫，似乎就不再完整。我常形容自己如同理智斷線，但當下，我覺得思考邏輯完全合理，必須在所謂的穩定狀況後回想，才覺得當時爲何如此不具邏輯。

許多人說我很聰明，醫生說我有博士級的腦袋。我常常在想，聰明對我而言，究竟是祝福還是詛咒。喜歡涉獵各種專業的閱讀習慣，讓我在理智斷線時，爭辯得有條有理，周遭陪伴者幾乎無法告訴我邏輯有誤，因爲我總能看似合理地導出各種歪曲結論，甚至用奇怪的邏輯實證，驗證自己的權威。而敏感的性格加上所謂的聰明，我感受到過多不必要的傷害，也將自己推進傷害的漩渦中，載浮載沉。

有時候，我希望我笨到什麼都不懂，不懂歧視，不懂諷刺，不懂傷害。我希望我笨到什麼都不懂，不懂陪伴者的傷心與擔心，不懂他們爲我不捨，不懂他們爲我流淚的那種無力。我希望我笨到什麼都不懂，笨到只需要傻傻讓人照顧，不懂我有成長應負的責任，可以永遠像個小孩毫不在乎無憂無慮。

我討厭當天才，討厭因爲跳級與年幼被同儕關注。我討厭我的不服輸，不肯聽從醫生要求休學，硬是在躁鬱中完成學業。我生氣自己的努力，努力地閱讀求知，想要從學習中找到生命的答案，然後無助地發現大腦大多時候讓我如此地無能爲力。

「我覺得我好努力了，讀了那麼多書，努力去做書上所有的要求，飲食、作息、生活、運動……爲什麼一切都沒有改變？爲什麼？」電話的這端，我哭著，那種無力與傷痛，是眼淚永遠無法醫治修復，深深傷在靈魂上，腐蝕一個又一個的坑疤。

「你眞的很努力，或許，就是太努力了一點……」你嘆氣，好深的嘆氣，好像嘆氣可以從電話那端傳來，傳來擁抱我的無助。

生命沒辦法分段寫，無法切割，也無法忽略任何一部分。這些缺角的拼圖雖不完整，卻也完整了我的生命。某處受傷的缺角，在另一處的接納與擁抱中得到修補；坑坑疤疤，補補縫縫，貼貼剪剪。不是原來完美的那張拼圖，但卻是我生命仍能完整的拼圖。

能有這樣殘缺的完整，是因爲許多人在我是如此的不可愛與破碎中，仍然相信我還是那個貼心、單純、溫暖、眞誠、可愛的孩子。是我覺得住院如同監禁，他們願意來醫院看我；是我受到傷害排擠，他們願意陪我一起站在邊緣；是我覺得走不下去，他們拖著我繼續往前；是我放棄自己，他們仍然不肯放手；是我一再自傷，他們從不責怪只靜靜爲我禱告；是我覺得自己不堪，他們說我是上帝最美的創造；是我理智斷線到處騷擾胡鬧，他們從不生氣只是將我緊緊擁抱；是我覺得自己一無是處，他們說我是他們生命中美好的祝福；是我將遺書交到他們手中，他們緊緊握住我什麼也沒有多說；是我在急診要被打針鎮定，他們撇下工作趕來醫院牽著我的手；是我意圖自殺，他們互相聯繫只爲確定有人在我身旁；是我沒有多說什麼，他們傳來訊息說好心疼我；是我沒有病識感的當下，他們比我還敏銳地陪伴我自覺；是我不需開口，他們永遠將我放在心中向上帝禱告；是我不想就醫，他們陪著我漫長等待候診。

是我想要自殺，覺得自己不值得被愛也不該存在時，看見那麼多愛撐著我的生命。

躁鬱是我生命的部分

大學投稿寫書，我十九歲。帶著很多的期待與天眞，還有更多烏托邦的夢想，我企圖在書寫中讓人看見希望：對完全停藥、恢復到未服用藥物時的健康，且仍能保有正常情緒與思考邏輯的期待。

後來我確實停了三次藥：兩次遵照醫囑停藥，一次跟醫生說我不吃了但仍按時回診。三次停藥，最終都壯烈收場，壯烈到我不敢期待停藥，甚至很怕哪天沒藥可服。心裡其實認清，不管藥物有無加重，躁鬱在我身上反覆登場，不太可能徹底離開。我非常恐懼，不是怕循環發作，而是恐懼於我終將孤獨一人。我常想，一個人能陪伴一個癌症病患幾次？不是死亡，就是治癒，能有幾次反覆？而我，一年又有多少次的情緒反覆？時躁時鬱，時而自傷，時而計畫自殺，有多少人有耐心持續陪伴？我是如此恐懼，因爲愛幾乎成了我繼續活下去的勇氣，是這些陪伴讓我相信生命仍有意義。

我是如此幼稚、如此依賴、如此不成熟。忘記生命需要成長，忘記我不再是個孩子，忘記要接納躁鬱是我生命的部分。

十年，許多時候，我心裡知道，我仍然沒有接納自己有躁鬱症這個事實。我心裡知道，我痛恨歧視，但我也沒有用正常的眼光看待躁鬱症只是疾病，不願面對自己無力控制情緒與思考邏輯，痛恨自己的聰明只剩對自殺規畫的周密。

強迫自己書寫一年，書寫到總算稍微認識自己。我的恐懼，我的害怕，我的軟弱，我的無助。還有，深處的自己，有多麼想要好好活下去。

總是想著自殺，但我是多麼想好好活下去，多麼想像孩童與少年時期夢想著未來，多麼想讓自己的生命一無所憾。

我該長大了。這麼多年，我不該再被幼稚留級在躁鬱症的枷鎖裡，我該畢業了。躁鬱症仍是我生命的部分，我無法改變，但我可以接受，可以選擇相信這是我生命美好的激盪，激盪讓我看見許多眼睛看不見，唯有用心才能感受的美麗浪花。

與躁鬱共處，不是那麼容易。我想要和平相處，不代表躁鬱會把我大腦的主控權還給我。突如其來的購物欲不會改變，我也不見得有能力察覺，手機記帳軟體成爲我的監控手段。申辦信用卡時，我總要求銀行調降至最低額度，存款金額也永遠控制在一個月的日用開銷，其餘轉給爸爸管理。說起來，眞是經濟不自主，但不自主得令我安心，安心地知道再怎麼失控也只是少數，至少不會買車購屋。爲了避免人際的摩擦，我在腦袋斷線時，用僅存的理智將自己關在家中，遠離人群，維持著距離的朦朧美。體力太過旺盛，我把自己囚禁在健身房裡，強迫自己用重訓消耗精力。瑟縮在床上哭泣，不懂爲何哀傷，反覆說著：「耶和華是我的牧者，我必不致缺乏。」說服自己相信上帝永遠在我身旁同行，不離不棄。

這些從來就不容易。就算我愈來愈能自覺到自己可能正在躁鬱，也不代表擁有病識感能夠與疾病和睦同心。每次我覺得自己已熟悉躁鬱，但每次的躁鬱卻都讓我覺得如此陌生。我開始學習接受輕躁輕鬱的可愛，享受輕躁的創造力，享受天才的輕狂，享受潛力的無限；享受輕鬱思考的細緻，享受敏感柔軟的內心，享受淚水帶來的療癒。我仍然會對躁鬱生氣，生氣大腦的負面控訴，生氣我如死水一般失去動力，生氣脾氣突然爆裂。

小小的情緒穩定劑，確實帶來極大的幫助。維持正常的生活，成為我對自己成長努力的期待。循環依舊，我從抗拒排斥轉為接受共處。我用了十年接受躁鬱是生命的一部分，但我不知道還要花幾年才能眞正學會與躁鬱共處。

烏托邦的泡泡破了，而生活是再實際不過的眞實。停藥的日子已不再確定，仍有期待，但恐懼遠超越期待。倒是心裡悄悄規畫了一個一生的學習目標：沒有課本，沒有老師，沒有考試，沒有學位，完全自主自學。

生命的道路，許多人陪著我走；躁鬱的高山低谷，我用一生學習跋山涉水，用心感受生命自然的美好。我不禁想到《莊子》所談的「自然」，想到天生六指的人。我選擇片段的解釋，躁鬱，是我生命的自然；而自然，是生命受造最初最美的祝福。

安眠藥

八顆安眠藥的夜晚，就這樣過去了。兩顆fm2只能打昏我一個半小時，已是久遠的記憶。安眠藥曾是我每晚的必需品，對於安眠藥的熟悉，遠勝於任何藥物。我可以精準地按每天的亢奮程度爲自己控制劑量，幾點服藥幾點睡著，睡著又能持續多久，我都能準確預測。身體畢竟是自己的，我覺得單以安眠藥而論，我比醫生還會控制我的睡眠。

控制到我不能沒有安眠藥。

安眠藥也讓我看到人的意志可以何等強烈。只要集中意志，不要有一刻鬆懈，再多的安眠藥，也無法在我大腦工作時將我打昏。我做過一個無聊的實驗，若服用後與之抗衡，安眠藥盤盤皆輸，兵敗如山倒；但若稍微鬆懈，隨即被安眠藥俘虜，再奇怪的姿勢，都能在當下昏迷。

安眠藥成爲夜晚的依賴與安定，但也信實地按著副作用，帶走我的記憶力、注意力、某部分的判斷力。早晨無力的疲憊，則會隨著身體對安眠藥的習慣，逐漸消失。然而，大腦確實不再敏銳；我幾乎無法記憶，養成所有的事情都寫便條的習慣，每天必定檢視所有便條，看是否有事情遺漏。我的思考變得混沌，好像什麼地方堵住了，明明隱約知道應該可以如何處理，但永遠想不起來所謂應該的解決方式。頭腦瞬間變鈍了，讓我幾乎無法應付求學時期課業的需要以及職場上工作的規畫與執行。

帶著對安眠藥的愛恨交織，多年來不知固定吃了多少，但也不知道從哪一年開始，安眠藥幾乎已不在我的睡眠中占有一席，默默退場。

我幾乎不再服用安眠藥了。忘記我對安眠藥的掌握度，忘記我對安眠藥的熟悉，偶爾輾轉難眠，我甚至也不懂該怎麼爲自己開藥了。

但我依然控制我的睡眠。

我觀察自己需要多久的睡眠才能保持隔日的精神，規律地依照作息給予每天充足的睡眠。假日從不賴床，穩定控制每天的就寢時間。咖啡因永遠是我的拒絕往來戶，絕不想著反正失眠有安眠藥可服，縱容自己的口腹之欲。其他諸如洗澡、運動、用餐時間等等，完全以不影響睡眠的狀況下，將時間往前推移安排。手機做好設定，就寢前早已自動進入勿擾。就寢前調暗燈光，讓身體習慣休息的節奏，絕不做可能讓自己興奮的事，並特別避免播放音樂，盡量不給大腦在就寢時高歌的機會。安靜、黑暗是必須，睡眠習慣是選配。吃飯沒有皇帝大，但睡眠絕對不容侵犯。

偶爾，我仍服用安眠藥。不是無法與長夜漫漫共處，而是醫生叮嚀我有易躁體質，別因失眠引起躁症發作。但通常最多服用一、兩個晚上，從未超過一週，我總能在幾個晚上再把自己抓回來，告訴自己累了、倦了；或者說，用盡辦法，讓自己累了、倦了。絕大多數的失眠，都是因爲亢奮，若能想辦法讓自己疲憊，與睡眠的距離就顯得親近。而憂鬱的失眠，我仍抓不準。哭過再睡，時而有效，時而哭到更難入睡；發洩情緒，不管書寫或是電話找人哭訴，時而得到安慰，時而被黑洞抓得更深。每次都不一樣，每次都想著該如何是好，同時又得避免這麼想而更加焦慮造成無法入睡。幾顆安眠藥或許容易，但我想著我強烈的意志；意志，或許是我唯一的堅強。安眠藥可以帶走大腦許多能力，帶走記憶、專注、判斷，影響我的生活與日常，但摧殘不了我的意志。

我就是不服輸。夜晚仍是噩夢連連，睡眠仍然不得安寧。睡得香甜離我很遠，就算安眠藥也不可能帶走我的噩夢。但沒有安眠藥，記憶、專注、判斷的恢復，或許夜晚沒有香甜，但早上的每一刻，絕對甜美。

倔強

醫生說：「『安定文』一天最多吃三次。」「安定文」跟躁鬱症無關，卻是我不安時絕對的依賴。

那是一種如同胸口要爆炸的感覺，而整個人不安到已非「坐立難安」可以形容。手會抖，情緒會崩解，大腦會失能，經常還不知所措地伴隨自我傷害以降低焦慮不安。

剛開始，醫生一個月大概只開十顆，必要時才服用。

而後，我刻意積累藥物加上到處拿藥，醫生叮嚀一天最多吃三次的安定文，我每半小時服用一次。

我服藥服到覺得自己在濫用，彷彿在嗑藥，當然也免不了被醫生責罵，被護理師的朋友恐嚇器官會如何一一衰敗。但焦慮與不安仍然天天上演，我告訴自己我不能沒有安定文。某種程度上，服藥這個動作本身，對我就是一種安定。

第二次住院出院後，突然覺得，我該長大了。

不安跟焦慮消失了嗎？其實沒有。所有的感覺依舊，身體的，心裡的，不停地催促我服藥，甚至哭著自己懇求自己服藥。

我第一次發現，原來我是如此倔強。

沒有漸進式地停藥，某日，我就決定不再吃了。我被不安與焦慮完全吞噬，同時被藥物的戒斷攻占。生理心理都是崩潰的，而身體也如實地出現各種難忍的症狀，我看著自己顫抖的雙手哭泣，無時無刻都想放棄。一顆安定文，再吃一次就好。而我同時倔強，倔強地想著有一次就會有下次，倔強地想著我比自己想像的還要堅強，倔強地想著唯一能打倒自己的只有自己。

連續兩個星期，生不如死。當時我並未工作，整日獨自在家，沒有任何事情可以轉移注意力，時時刻刻感覺著自己的生不如死。甚至在晚上，夢到參加運動會得到的獎品是安定文，而我在夢裡欣喜若狂。

我就這樣把安定文「戒掉」了。每天固定半小時一次的嗑藥，就這樣被我戒掉了。

不安與焦慮消失了嗎？其實沒有，感覺依舊存在。安定文被我丟掉了嗎？其實也沒有，我需要安全感，即使沒有服用，家中的藥盒裡依然有安定文，但我也確實沒有再服用過任何一次。好多時候，我想著來顆安定文吧！或許是工作時情緒突然的崩解，爲了工作，我應該來顆安定文。這是多麼好的藉口，多麼完美的理由，但我就是不肯吃了。不想要嗑藥，不想要吃一次就無法抗拒地再次依賴，更不想要再忍受一次長達兩週的生不如死。

醫生再也沒有開過安定文給我，我說我戒掉安定文的那次回診，她笑了。缺乏自信的我，很少爲自己感到驕傲。但這次，我眞的爲我的倔強與任性驕傲。

任性

停止服用安定文，但不安與焦慮依舊。如果說還有什麼可以降低我的不安與焦慮，答案絕對是自我傷害。

告訴自己停止依賴安定文時，我同時勒令自己不可因停藥轉而瘋狂自傷。如同任性的君王發號施令，不聽臣僕上奏討論，全國即日施行。

我很久沒有自傷了。

每天三十幾刀割劃自己的記憶逐漸模糊，但想自傷的念頭從未消失。忍受兩週的安定文戒斷期生不如死地結束了，或許仍不安焦慮，或許偶爾情緒急到不知所措，但崩潰的頻率已慢慢減少。而自我傷害，仍時時刻刻冒出頭來。想著流血，想著刺痛，想著自傷過後的病態愉悅。

偶爾，我還是會無法克制，再次於手臂創作刻劃。幾刀，我停止了，不解的困惑，而我究竟在做些什麼？病態的愉悅逐漸消失，換來的是理智逐漸清晰。自傷對我仍然充滿誘惑，想自傷的念頭不會消失，就像想吃安定文的欲望也不會消失，如同飢餓需要食物飽足。皮夾裡仍然帶著名片刀，背包裡仍然帶著彈簧刀，筆袋裡仍然放著特別挑選有著銳利角度刀鋒的美工刀。

我任性地對自己下令。一直以爲自己是叛逆而不肯服從的，但我慶幸我服從了自己的任性。

疤痕仍在，洗澡時不斷提醒著我的傷痛。我無法改變身體上的傷疤，但心裡與靈魂的疤痕，在停止自傷的現在與未來，我冀望時間醫治，讓豔紅停止在裡面奔流，轉而成爲生命成長的澆灌。

牽掛

工作一直無法穩定的我，斷斷續續地上班，從未在同一職場工作超過半年。循環反覆發作時，我總是選擇離職，告訴自己無法同時處理工作與精神的負擔，逃避瑟縮家中。

我從不會說工作同時應付精神狀況是容易的。記憶、專注、判斷、社交、人際、應對，不管是工作職能還是與主管同事的互動，在不穩定的精神與情緒下，從來就不容易。偶爾幻聽的攪擾，不僅影響工作，更讓我害怕主管同事發現我的「異常」。其他的身體反應，常見的如整日的腹瀉，幾乎只是最微不足道的小事。

我在現在的公司工作超過半年了。對一般人而言沒什麼大不了，甚至只算是一個短暫的工作經驗，但卻是我工作最久的一次。醫生請我吃晚餐慶祝，她說，等我工作一年，換我請她吃飯。

前陣子高燒住院，是我第一次不是因爲精神病而住院。手機不斷震動，訊息不停傳來，是主管與同事對我請假期間工作的詢問。我傳訊息給醫生，說我覺得對同事很不好意思。不久後醫生回覆，她很高興我有這種「牽掛」，表示我可能可以做滿一年，吃得到我請客的大餐。

我笑了。原來，可以牽掛工作，也是一種幸福。

同理

我曾經很渴望被人同理。但通常的狀況，是朋友知道我有躁鬱症後，漸行漸遠，直到消失。即使我沒有在他們面前發作，人總是會消失。我慢慢釋懷，因爲我知道無知會造成恐懼，但內心受傷的感覺依然眞實。因爲感冒求診時，醫生開給我史蒂諾斯，則是另一種無形的傷害。我常常在非精神科拿到Inderal跟xanax這兩種藥，看到藥袋，我會嘆氣，很想走進診間跟醫生說，你不懂，如果你眞的覺得我是焦慮，我需要的其實是安定文。或是偶爾精神科醫生看到我的雲端病歷，會問我爲什麼在服用Inderal或xanax，我總是困惑明明沒拿這些藥啊，努力回想，才想起來根本不是精神科開的。

不禁覺得，當全世界都覺得我瘋了的時候，唯一覺得我沒瘋的，應該是我的精神科醫生。而我嘆氣，帶著無奈地笑了。

對於同理，我逐漸放棄。爸媽不可能同理我，因爲他們終究不是我；他們到現在都還不懂，躁鬱發作不是開車出去繞一繞就可以改變的情緒。我配合地上車繞一繞，繞的是他們的心安，但從來沒有繞掉我的躁鬱。

教會爲我施洗的輔導，陪伴我七年了。不管我在不在台北，我總是依賴的時常傳訊息給她，說好笑的事，說我最近閱讀的心得，說我的情緒，或是說我現在好想要你抱我。我會打電話給她，像小孩子一樣炫耀我的快樂，也像小孩子一樣哭著說我需要她拍拍我。她不是精神疾病的專業人士，但我在她眼中看不到自己是精神病患的反射。

某次幻聽發作時，我想到康復之友創作的「有聲音告訴我」這首歌，便把影片連結傳給教會輔導。當時的我覺得幻聽就是這樣擾人；而歌曲裡的幻聽，對我而言非常可愛，至少不會叫我去死。不久後她回我訊息，說，她覺得好驚悚。

當下我很錯愕，覺得有點受傷。但我對她有很大的信任與安全感，知道她的同理遠高於一般人，也知道她的意思絕非歧視。我在想，常聽我說幻聽的她，平常聽到我談論幻聽，她的感覺究竟是什麼？七年來，我以為她習慣了我的說法，習慣了我的狀況，習慣了這些對我而言只是日常。原來，我自己以為的習慣與日常，在他人眼中可能意味著驚悚。我告訴她，如果是別人對我說「驚悚」，我可能會很難過。但因為是她，反而令我反思。同理，從來就不那麼容易。她不是我，不太可能換位思考聽到我的幻聽；就像我也無法完全明白同為躁鬱症的朋友此刻的掙扎。

我想到一句話。痛苦，無法衡量。

為什麼無法衡量？因為不管多麼渺小的痛苦，對每個人的輕重都是不一樣的。旁人只能揣測，但當事人是用生命在承受一切。烏托邦的泡泡又破了一顆，我曾期待他人對我不要抱持同情，只需同理接納。但此刻，我懂了我的不切實際，也懂了自己其實也缺乏同理心，沒有同理陪伴者很難眞正同理我的感覺，因為他們不是我。同情容易得多，出於人性的美善，是我們生命的部分。我不喜歡被同情，不喜歡自己的生命被人看作悲劇，而我現在選擇看見在同情背後，人性源於愛的美麗。

同理太難了，除了自己，誰能完全感覺到自己的感覺。然而，上帝為每個人都創造了「心」。德蘭修女說了一句很美的話：「一顆純潔的心，會自由地給，自由地愛，直到他受到創傷。」

因愛成傷，眞的很痛，但也眞的好美。是一種在愛與受傷中，如同黑夜的燭光，微小卻燃著希望，忽明忽暗，如同生命。燈火看似將殘，但永不熄滅。

打人

高燒一週後住院。除了精神科病房外，這是我有記憶以來第一次住院。

雙人房，我的室友跟她的親友，對我睡眠剝奪整整三天。各式各樣的吵雜與不該出現在病房的脫序，我連在白天都無法休息入睡。發燒、全身無力加上痠痛，我何等需要睡眠，但就算疲憊睡著，也會馬上被吵醒。第三天早上撐不住沉睡，不到半小時被大笑聲驚醒，當下氣到眼淚差點飆出。跟護理站反應無效，我不禁自暴自棄地想著，發燒好了會不會因爲睡眠剝奪躁鬱症發作，直接轉去精神病院。

我拖著點滴走到無人的電梯間，打電話跟朋友哭訴，同時生氣地想著，明明有會客室，爲什麼行動自如連點滴都沒有的室友，就不肯稍微挪動她的萬金之軀，換個地方再繼續她的視訊擴音聊天？

「告訴她你有躁鬱症，睡不著會怎樣不知道喔！」朋友說。

「睡不著會怎樣？我能怎樣？我的背包不在，沒有彈簧刀。拿出刀來，我就是正大光明宣告自己該被抓走了。而且，太沒有氣勢，吊著點滴，穿著卡通圖案的上衣，全身毫無力氣，連臉上都沒殺氣還在咳嗽，你確定不是我被打死？」我無奈，回答著朋友沒有建設性的建設性建議。

「那你跟她說你住過精神病院喔！看看裡面都是什麼樣的人！然後，嘿嘿，我可是認識很多這樣的人喔！」朋友鍥而不捨地建議。

「喔呦！拜託！我們怕被打，怕得要死好不好！你知道以前住精神病房時的室友跟我說，在醫院眞好，好安全，回家鄰居好可怕，都在作勢要打她。不要被打就好了，還打人咧！我們看到人根本嚇死，醫院比外面安全多了。」我說，知道朋友在開玩笑，還是在心裡翻了白眼。

「唉，社會的歧視與刻板印象，無知得好可怕。」朋友嘆了口氣，不再是玩笑語調。

一陣沉默。

我拖著點滴回到病房，病房依然吵雜得無法入睡。我無奈想著，精神病院，好睡得多。我們都很安靜，從早晨到夜晚，我若想休息隨時可以休息。夜晚，十五個人乖乖吞了安眠藥，只剩我是唯一的清醒，乖乖躺在床上培養睡眠情緒。

睡眠剝奪無法入睡的疲憊中，我想著幾次住院碰到不同的病友。想著她們，想著那些堆起如同小沙丘般的安眠藥，想到她們告訴我過去受傷的故事，想到她們口中的那些妄想以及對自己妄想的害怕與絕望，想到她們看著手機思念已經將她們拋棄的家人與朋友。

一旁室友繼續製造噪音，我不想打她，也不會打她，更不可能打她。而我想著我之前的室友，說著有人拿東西丟她，有人拿棍子嚇她，有人出聲叫她滾，有人砸她家的門。

我眞的無法羨慕所謂的正常了。

旅行

其實我心裡知道，生命的列車，旅客來來回回。此刻有人陪我一程，某些時候也會孤單一人，但下個車站可能又有新的乘客一起同行。

而對關係的漸行漸遠，或是突然消失，我仍然會覺得心裡出現某個缺口。當然，每個人都曾經歷生命中的旅客來來回回；從小到大求學升學換了多少學校，當年信誓旦旦的一輩子好友換了一個又一個，連誇口說要當對方伴娘的約定，也隨時間淡忘。

關係的轉變，列車中旅客的上上下下，對過去的我而言，沒有那麼難以接受。我會有新的關係，新的朋友，而過去的關係也豐富我當年的生活。列車本來就會往前，沒什麼需要特別哀傷留戀。國小畢業典禮哭得像個淚人兒，國中畢業典禮笑著彼此互損考不上高中，高中畢業典禮則是興奮想著總算要離家讀大學。

但是，我現在確實很想緊握著我所珍惜的關係。因爲對我而言，這些關係幾乎是唯一。每個人都可以有很多朋友建立許多美好的關係，但我要建立一個知道我有精神疾病、卻能用正常眼光看待我，同時帶著信任與安全感的關係，眞的很不容易。我必須小心翼翼，小心翼翼地確認這個新的關係是否會因爲我有躁鬱症而將我貼上新的標籤，更要小心翼翼對方會不會大肆宣揚我有精神疾病，在背後傷害我。我必須小心翼翼確認關係的安全，還要小心翼翼在新的關係中表現正常，以免稍有狀況就被放大歸類爲瘋子。交談時必須注意談論自己的生活會不會太過精神病，注意對方能夠理解，確認對方不會覺得詭異，然後觀察對方會不會倍感壓力。

因爲關係建立如此不易，對於關係可能的轉變，我確實感到害怕。看診擔心醫生退休已經是最平和的恐懼，腦中上演我生命中的每個重要他人突然地死亡，常常令我難過得不知所措。我所在乎、所愛的每個人，幾乎都在我腦中不斷地死於各種突如其來的意外災害，反覆地被腦中影像霸凌著我脆弱的心靈。

精神疾病不會因爲全心投入的關心與陪伴突然就完全痊癒。情緒的低落，可以在短暫的陪伴中恢復；但憂鬱，那股黑暗絕對比晚上觸目所及的夜色更大更廣。一直以來我學習著不要過度期待：我已經不會因爲陪伴者對我的訊息已讀不回而崩潰，也不會因爲他只回了一張無意義的貼圖生氣，更不會在不恰當的時間打電話要人陪伴，也不可能在對方未接的狀況下不斷連撥。他人的陪伴，是出於對我的愛，而不是出於他們的責任。他們給予我的，遠超出我所能做的太多。用生命陪伴生命，從來不容易；他們用自己的時間傾聽，用休息的空檔回應，在緊湊的工作與生活節奏中，把自己珍貴的部分拿來陪伴我的軟弱與不成熟。

我知道生命的列車，旅客來來去去，但我眞的好怕他們比我先下車，去另一個地方遠行。

如果可以，能不能，下一個車站，我們一起旅行。

現在

我對工作早已沒有企圖心與欲望。對我而言，工作只是必要的復健還有對自我的肯定，幫我維持正常生活，藉此肯定我是個正常人。工作必須用腦，必須社交，必須演戲，必須承受壓力，絕對是超過一百分的完美復健。其實我的工作能力一直很好，儘管過去工作頻繁轉換，我總能在短時間內得到薪資上的調整與主管的肯定。近期主管找我面談，想要慢慢交付我其他工作，並想授權讓我帶領同仁，同時承諾會如實反應薪資。面談時我微微一笑，對許多人而言這絕對是種職場肯定，但我一點感覺也沒有。所謂的自我實現與自我超越，我早已放棄在職場上追求；下班的時間，才是我追求的全部。閱讀、寫作、思考，或是利用網路在各大學的開放式課程上課。煩悶了到健身房重訓，減重始終失敗，總是不懂為何好不容易降了一點，沒多吃卻又再次胖了回來。醫生安慰說或許工作再穩定一點，藥物劑量再輕一點，就會瘦下來了。女生肌肉不好練，但看著自己使用健身設備的磅數不斷增加，倒也帶來莫名的成就。肚子很團結，手臂跟小腿漸漸有點肌肉的輪廓，現在手臂除了疤痕，還多了個可以炫耀的得意。

我早已停止諮商。停得挺突然，但也沒因為突然地停止而崩潰，或是不斷地吵鬧依賴這段關係。不會在停止後整天發訊息給諮商師哭鬧，但偶爾當然還是會焦躁地聯繫，不知所措。而這樣不知所措的打給諮商師求救，幾乎已經好久不曾發生了。我常常傳訊息給醫生，偶爾我會自己控制地想著最近的訊息量已經超過了本月額度，我會自動停止不再繼續轟炸對方。我知道我還是很黏醫生，也很依賴教會姊姊的陪伴，當然也很需要同儕聽我如同孩子一般的碎唸。我慢慢在尋求一個平衡，除了單方接收對方的給予和陪伴，也很努力學習如何對他人表達愛與關心。情感的表達，對我非常困難；我會送禮物，但除了閱讀幾乎沒什麼特別興趣的我，其實不太懂除了書以外有什麼禮物會令人開心。我其實是很內向的，而且拙於讚美他人；還好貼心與自娛娛人的幽默，能夠彌補一些無法表達愛與情感的缺點。我也發現自己這幾年能比較自在地談論我有躁鬱症，逐漸走出過去被歧視傷害的感覺，重新建立自己對人的信任與安全感。在教會中，學習和同齡的同儕分享，不再只找年紀足以當父母的長輩尋求安慰。

第一次住院，教會的姊姊趁著從台北南下的機會，特別來醫院看我。當時她懷孕，而現在這孩子已經快滿三歲。孩子會喚我姨姨，會讓我抱，並且對我露出很迷人的微笑，會害羞地讓我牽著他的手。看著姊姊分享孩子的成長，總有種特別的感覺，好像自己跟著他一起長大。跟著他一起學習對人有安全感願意讓人抱，學習這個世界其實很美很棒，學習從爬行到走路，穩穩地前行人生的道路，學習對不懂的事情報以一笑，相信每天都是如此美好，並期待著明天雨停可以去公園玩耍。

想停藥嗎？其實仍有期待，但更多的是恐懼。自己也在思索，如果躁鬱不過就是某種失調，為何我會期待停藥？假設是一般的慢性疾病，有多少人會同意不吃藥能自己恢復健康？而對於精神疾病的慢性狀況，為什麼我們給予這麼高的期待，好像自己能夠自然痊癒。我期待他人拿掉貼在我身上的標籤，但其實我也在自己的大腦裡貼上標籤。我常常想，會不會有一天，精神疾病被證實根本不曾存在？但每當想起重鬱時吃幾天立普能就擺脫黑暗，甚至連自殺的計畫都讓自己覺得匪夷所思時，我衷心希望在每次大腦邏輯斷線要毀滅自己之前，我仍有理智強迫自己尋求醫療協助。

我不會說，我戰勝了躁鬱症。對於生命，我從來不是勇者。會不會哪天突然理智斷線跑去自殺，我真的無法肯定。自殺意念總是盤旋，而我有多少能力可以與之抗衡，又有多少意志可以抗拒思緒中的負面控訴？如果有一天，我的生命劇本提早謝幕，我期待牧師可以在告別式上這麼對我的親友說：

她不是個勇敢的孩子，但她很努力的試圖假裝勇敢
她不是個堅強的孩子，但她很努力的試圖假裝堅強
失眠的夜晚，她很怕黑，更怕蟑螂會不會突然出現
入睡的夢魘，她很恐懼，更恐懼夢中失去都將成真

她拙於表達情感，她以為愛是
讓你們微笑，所以很努力想方設法逗你們開懷
讓你們放心，所以很努力假裝勇敢堅強與成熟

讓你們安慰，所以很努力試圖滿足你們的期待
讓你們驕傲，所以很努力假裝成長和無所畏懼

但長夜漫漫黑暗籠罩
懼怕不會因為假裝消失，膽小不會因為假裝勇敢

她拙於表達情感，但生命的終點
她愛過了，走過了，被深愛，也因愛完整
世界依然長夜漫漫，但我們終於可以說
今晚開始以及未來的每個漫漫長夜
她再也不須假裝勇敢，再也不須假裝堅強
她不再哭泣，不再因死亡恐懼
也不再有悲哀、哭號、疼痛，因為以前的事都過去了
但那受過痛苦的，必不再見幽暗
她生命的漫漫長夜終於天明，如果說生命還有什麼缺憾

是終點的此刻，無法看見你們再次對為她微笑
謝謝你們，用愛完整了她破碎受傷的生命

天堂

讀完這本書，其實你還是不認識我。

你或許讀到我對人際的畏懼，覺得我社交功能不好，但你讀不到我從小就是孩子王，讀不到同學幫我慶生動用到全校廣播，連師長都參與共謀，在學校闖關玩鬧一整天。

你或許讀到我很憂鬱，但你讀不到每個人對我的第一印象是活潑開朗，是可愛單純。你也讀不到與我熟識的人，爲什麼會說我是他們生命很美的禮物。

你讀到的是一個商品。即使我寫得很眞實，即使我邊寫邊哭，但你看到的還是個商品，而不是我這個人。

商品是符合社會期待的，而精神疾病，絕大多數不符合社會期待。

我們接受商品，然後用自己的想法推論商品背後的靈魂；但在現實生活中，商品背後的靈魂就在我們每個人身邊時，多數人選擇搬石頭告訴這個生命此路不通。

我是個很浪漫、很烏托邦的人。我從小就很喜歡希臘神話的伊卡洛斯，我常常想，如果可以飛翔，如果陽光是我的夢想，在築夢中殞落，其實美得動人。烏托邦的人，似乎最終都死於夢想；如果連夢想都沒有了，烏托邦的人又要怎麼活著呢？

我很喜歡《小王子》的故事，我反覆地讀，一直到這兩年，我才讀懂了小王子自殺的原因。爲什麼他要自殺呢？因爲他來到了地球。超現實主義，本來就有不同的解讀，而我自己的解讀，讓我自己窩在床上哭了好久，因爲好多人告訴我，我是受困在地球上的小王子。

我只是個很平凡的人，寫這本書，其實是誤打誤撞。我原本投稿的作品很烏托邦，很文學，很想像。我平常在社群網站的貼文，很好笑，很溫馨，很智障。我可以把看診寫得很好笑，我可以把職場工作寫得很好笑，我可以把家庭生活寫得很好笑，我可以把我內心的小劇場寫得很好笑。

哪部分是我呢？其實都是我。躁鬱症是我的一部分沒錯，但更多的部分與躁鬱症無關。精神疾病不代表我們的全部，你的家人還是你的家人，你的朋友還是你的朋友。我近期讀到最美的浪漫，是陪伴精神疾病手足半世紀，他說他很累很辛苦，但無怨無悔，因爲那是他的手足，他仍記得他們從小何等相親相愛。

許多人覺得我的生命沉重，但我從未爲了我的生命向上帝抱怨。我選擇去看生命中許多的愛、恩典、神蹟，並且因爲感動而滿足。沒有失眠，我不會懂一夜好眠是種奢侈的幸福。失眠多日的一夜好眠，可以讓我在隔天哭著感謝上帝將近一小時，那天早晨是如此甜蜜，我至今難忘。

我還是看不見許多幸福，但我看見許多祝福。生命沉重嗎？其實我不知道，也不確定。然而，有誰的生命不須背負些什麼？只是我背的行李可能顏色比較耀眼，所以好多人看見了主動幫我分擔，也有好多人覺得太亮了選擇迴避。

我眞的沒什麼遠大抱負，寫作一開始只是期待父母與朋友能夠更了解我。或許，有那麼兩、三個人正在陪伴他生病的家人朋友，而這些文字能夠讓他們對親友產生更多的接納。住院或是看診，病友來來去去，許多人無法表達，但他們同樣也渴望被人理解。當妄想嚴重的病友哭著告訴我全世界都在監控她要殺她，問我連醫院也有人要害她，爲什麼醫生都不肯相信她時，我眞的不知該如何回應。我該怎麼跟她說我聞不到她聞到的那些毒氣？我該怎麼跟她說醫院很安全沒人會傷害她？我該怎麼跟她說我願意相信她的感覺，因爲我知道妄想是如此眞實，同時又能安慰她一切都會過去？

我只能靜靜地禱告，想著你指著病房的窗外，告訴我對面的店家是你舅舅開的，空洞的眼神突然綻出了光亮。我聽著你回憶著家人的甜美，你的聲音變得溫柔，你的臉頰第一次露出微笑。

儘管，住院的這段日子，我從未見過你的家人來看你。儘管，你的家人，就住在病房對面，而我們總是靜靜地每天眺望。

我代表不了精神疾病，代表不了躁鬱症，代表不了別人的生命，甚至也無法完整地表達自己。

但我完全相信，這本書的每個文字，眞實記錄著許多人對我的愛。而我何其幸運，生命短暫的旅程，在地上就能感受天堂。

尾聲

風不止

撰稿完不久，幾乎兩年沒什麼症狀的我，開始出現狀況，並且持續長達八個月。當中收到兩次住院通知，但最後都沒有入院；一開始是自己決定再努力一下，但撐了幾天後宣告放棄，不知所措又抗拒而矛盾地去急診候床。自殺的意念何等強烈，恐懼、害怕及自我放棄糾纏著我，但內心又不想令自己所愛的人失望，情緒的掙扎何止兩難？那種感覺像是期待結束生命就不會再次接受生命如此的反覆，既恐懼自殺的未知，又帶著渺小盼望是否住院就能解決一切，還交織著當好孩子滿足他人對我活下去的期待。我再次決定入院，但其實不想住院的情緒遠高於對住院的期待。事實上，我甚至一直規畫著如何帶刀進入病房。不是爲了在醫院自殺，僅存的理智讓我覺得這樣很對不起照顧我的醫護人員，但不可否認的，刀在身旁讓我有極大的安全感。我依然繼續上班，痛苦地上班，痛苦地扮演「正常人」，但與我工作關係最密切的主管，早已發現我的「異常」，甚至以爲我的「異常」

是因爲可能有離職的打算。

住院最糟的結果就是離職。這也是我很不想住院的原因之一，因爲我覺得即使恢復「正常」，我還是必須重新面對社會，重新尋職，重新適應環境，而這一切對我眞的不太容易。好不容易穩定下來「正常」工作一年多，一想到出院可能要面對的一切，讓我陷入另一種恐懼以及極大的焦躁。面對循環更趨快速的躁鬱，醫生說我處於混合期，不久還出現一天內就瞬間兩極的快速循環。全部的一切都令我崩潰。我不解爲何我會在與同事討論的過程中不耐煩而暴躁動怒，更不解工作到一半爲何會淚流不止無法克制，害怕被人看見，我找盡理由在上班途中請假離開。住院通知比我想像的還要迅速到來，儘管知道最差就是離職，我還是不安地想著是否要告訴主管我的狀況，放手一搏，請他接受我即將的住院醫療。努力維持「正常」那麼久，我不想面對社會或職場的歧視，好像不管我再怎麼努力工作維持好表現，都會被精神疾病或瘋子這些刻板印象徹底抹成一片空白。

這次沒有逃避了，週末猶豫了兩天，我選擇面對自己。我跟主管說了我的狀況，感覺到他的訝異，而他也總算知道我最近的失常，還有工作上因記憶力與專注力不足造成缺失的原因。

「即使你生病了，工作表現也比其他人好。」

那麼多年了，除了至親的家人，除了醫生與少數的朋友，這大概是我聽過不是安慰卻最令我感到安慰的肯定。我在會議室裡哭，像個孩子一樣，同時又掙扎地想像個成人似地努力調整呼吸。

最後沒有離職，也沒有住進精神病院。雖然仍再次因爲高燒住院，但很幸運地，幾經調整用藥，躁鬱症竟在發燒住院期間漸趨平復。高燒讓我連自殺的力氣都消失殆盡，不斷抽血檢查讓我覺得身處地獄，自嘲住院是最好的自殘。出院後再次回到職場，工作堆積如山，每天極端忙碌，心裡卻有點高興。

總算，我還有工作、還能工作、還能正常。

而且，主管保護我，沒有要我離開，也沒有向其他人透露我的狀況，甚至也沒有向更高階的主管呈報。

「你留下來幫了我很多忙，壓力不要太大，我會幫你調整工作狀況。」

總算，我第一次感覺到，我眞實地被一個熟悉的陌生人接納。

消失殆盡

八個月，幾乎八個月沒有完整的控制能力，特別是最後兩個月幾乎失控，我的自信心在這次的發作中完全消失殆盡。

我第一次失控地傳手臂流滿鮮血的自殘照片給朋友，隔天早上看到自己的訊息，一陣反胃差點嘔吐；過去自我傷害都怕讓別人不舒服而極力掩飾，爲何我這次會傷害關心我的人呢？看著訊息裡，我極端絕望而憤怒地說，血裡根本沒有生命，而我確實感覺不到自己擁有自己的眞實存在。我第一次失控地在非看診時間跑到醫院找醫生大鬧，雖然我完全想不起來我胡鬧了什麼，但爲什麼我會失去控制能力，任性固執又歇斯底里地暴怒？我第一次在夜晚打電話給醫生，干擾他人夜晚的休息，絲毫沒有平常該有的禮貌以及界線。工作上，我的溝通充滿不耐煩以及掩飾不了的言語攻擊性，即使我再怎麼小心，暴躁以及憤怒交織著更多我說不出的情緒，就是會在我的理智縫隙竄出，任意妄爲。我無法控制突然哭泣，即使正在工作，即使我的思考邏輯跟腦袋一片空白什麼也沒想，眼淚就是會在意圖崩潰我的時候隨時囂張。

我對自己失望透頂，而更多的失望，是來自於我以爲這兩年已經非常努力，控制生活規律、運動、飲食、睡眠，還有許許多多的生理回饋。原來再怎麼努力，都沒有辦法控制躁鬱的突襲。原來我以爲的穩定，仍然會在一夕之間就瞬間瓦解，並且日復一日破碎我的生活，擊打我毫無抵抗力的心智。不管是新年還是生日願望，每年都只剩下希望正正常常、平平安安地生活，這對我眞的是很大的奢侈。原來擁有當下那麼貪婪，能夠穩定是種夢想，而擁有自我控制能力以及邏輯思考能力，眞的是過多的奢求。

我滿心失望。因爲這八個月，我連閱讀都沒有辦法，遑論寫作。對於平常幾乎只有閱讀與寫作當作興趣的我而言，眞的不懂失去僅存的興趣，行屍走肉沒有感覺地活著，到底有什麼意義。連平常對我而言最簡單的事情都做不到，書本上的每個字彷彿都在飄動，腦袋像空了一樣無法記憶，甚至連做一次腹式呼吸都沒有辦法專注，大腦在吸氣時早已開始瘋狂演唱會，呼氣時思緒飛到九霄雲外，令我充滿挫折，但更多的是極端的絕望與無法控制的憤怒。

大腦如果唱起平時常聽的詩歌或是音樂，也許我還能釋懷。但爲何會背起元素週期表，爲何會唱起「風蕭蕭兮易水寒，壯士一去兮不復返」？我沮喪地自我放棄各種複雜情緒，不知道爲何還能繼續活著。

即使已經好多了，這八個月自己的狀況以及生活的一夕崩盤，讓好不容易建立的自信，瞬間瓦解得無影無蹤、消失殆盡。

接受

「生病就是生病了，不會因爲你很努力就不會生病了。」醫生這麼對我說。

一開始很難接受這句話，幾經調整後，我終於呈現無所謂的釋懷，甚至有種想詔告天下我有躁鬱症的衝動。我對自己說，誠實面對自己吧！面對自己有躁鬱症，面對同儕可能出現的排斥，面對我內心害怕被遺棄的恐懼，面對社會對於精神疾病的誤解，面對我必須眞正接納自己全部的生命，當中也包括躁鬱症是我生命的部分。這八個月鬧得轟轟烈烈，逐漸穩定後，自然有不少震驚但未受驚嚇的陪伴者開始對我耳提面命。是否要申請身心障礙手冊？是否過度要求自己？是否應該找更適合自己身體步調的工作？而我想的是，身心障礙手冊是否會成爲標籤，我是否能夠自己接納自己可能被貼上標籤的事實？生活型態的規律控制，是過度要求，還是我控制得不夠？進入職場到底是要找回自信，還是做些簡單但卻讓我內心受挫的工作？

從來沒有一件事情是容易的。

恢復穩定約莫一週後，還在適應藥物的副作用，適應嗜睡如何繼續工作，適應口乾如同缺水的仙人掌，同時還要適應剛退燒出院的虛弱身體。某天早晨突然有點興致想要閱讀，雖然讀了幾頁就不耐地把書丟在桌上，我卻欣喜於自己竟然有想要閱讀的衝動，並且總算能夠看得進去文字；儘管只有短短的幾頁，但文字總算不在腦中飛躍飄動。我逐漸嘗試增加閱讀量，同時驚喜自己每天的進步，並在幾天後突然想唱起詩歌，恢復內心平安的喜樂。我幾乎忘了這是什麼感覺，但真的有想哭泣的衝動。想到八個月前，剛開始感覺到自己似乎處於發作邊緣，我嘗試靜坐，然而思緒與注意力根本不受控制。此刻，我再次嘗試靜坐，感覺呼吸，感覺自己，感覺平靜，感覺生命。我開始逐漸拉長靜坐的時間與次數，並且從一開始期待計時器響起以及抗拒腳麻的不適，變成自由地享受平靜的感覺，甚至覺得盤腿的雙腳傳來一種溫熱的舒適。我再次控制起自己的生活，開始閱讀一本又一本近期推出的科普書籍，關於睡眠，關於大腦，然後重新整理我可以怎麼控制生活，但同時又能放鬆，不要造成緊繃，在冥想中告訴自己身體此刻需要放鬆。

還沒恢復運動習慣，生活再次被填滿，但總算不再焦慮幾點應該做什麼，更自在地接受自己能夠及不能夠做到的事，學習慢慢傾聽身體的需要。

從來沒有一件事情是容易的，而我才剛開始學習；學習重新去愛自己的生命，愛我覺得黑暗的靈魂，愛一個不可愛的自己。

我從來沒想過，原來愛竟如此困難，以及原來我對自己是如此吝嗇，吝嗇給予自己一絲絲的關懷。

八個月，鬧夠了。每次「大病初癒」，都有種又長大十歲的觸動，彷彿自己更能接受內在如同幼兒的膽怯與逃避，學習面對接受自己的生命。不是在社群網站嚷嚷說自己有躁鬱症要求他人接受，而是明白鏡子裡面的人不會先改變，只有學習先對鏡子微笑，我才能夠接受一樣溫暖的笑靨。重新思考自己生命中各種關係、情感、事物的優先次序，儘管仍未明白這些次序背後代表著我應該如何調整，但總算開始學習關心自己應該關心的需要，然後學習將自己擺在第一而非最後，知道唯有照顧好自己才能眞正懂得如何付出去愛。曾有人說，心就是注定要被打碎的。而幾經破碎後，我想我總會慢慢學習到，我的心會在破碎的地方變得更爲堅強。

流完淚水

有句詩這麼寫：「在悲傷中旅行夠遠，淚水會化爲嘆息。大雨過後，烏雲就會散去。哭泣的人，最後豈不都會流完淚水嗎？」

我想，我的淚水尚未流盡，所以生命中的烏雲仍然存在並未散去。我在各種情緒裡感覺自己，並且深刻感覺到穩定的自己有多麼渴望繼續活下去，有多麼害怕生病的自己會終結自己的生命。恐懼、害怕、焦慮、不安，在靜坐的時候不斷衝擊著我，而我總不斷盡力用全部我所能給予的溫柔，在裡面擁抱這些情緒，輕聲告訴他們別怕，告訴他們放鬆，告訴他們在我裡面能夠擁有平安。我期待自己在靜坐中流盡淚水，在冥想中哭盡破碎，然後學會不再因為生命中其他挫折流淚，因我已經學到當他人對我施加痛苦，我必能在受傷處經歷更深的堅強。

我想到甘地在紙條上簡單地寫著：「我的生活就是我要留下來的話。」也想到我初讀到這句話的震驚與震撼。

流完淚水之際，我在心裡深切地盼望著，我的生活，真的能夠成為我要留下來的話。不是無止盡的眼淚、掙扎的情緒，不是對社會的控訴，不是傷痛的自憐，不是被遺棄的恐懼，也不是孤獨的害怕，或希冀關心的脆弱。而是簡單平凡，日復一日地穩定，不再成為奢求，不再是種控制，而是鐘聲靜靜地從內心敲響，在花朵間輕輕綻放。是一個單純的空間，沒有緊握的自在，也不是強迫的放下，就只是簡單而平凡地，聆聽鐘聲的平安，以及感受花朵的芬芳，在寧靜中輕輕地訴說著：我的生活，就是我要留下來的話。

然後，我能坦然自在地說：「此生已然完全，我已不虛此生。」

CHAPTER. 5 手心的溫度

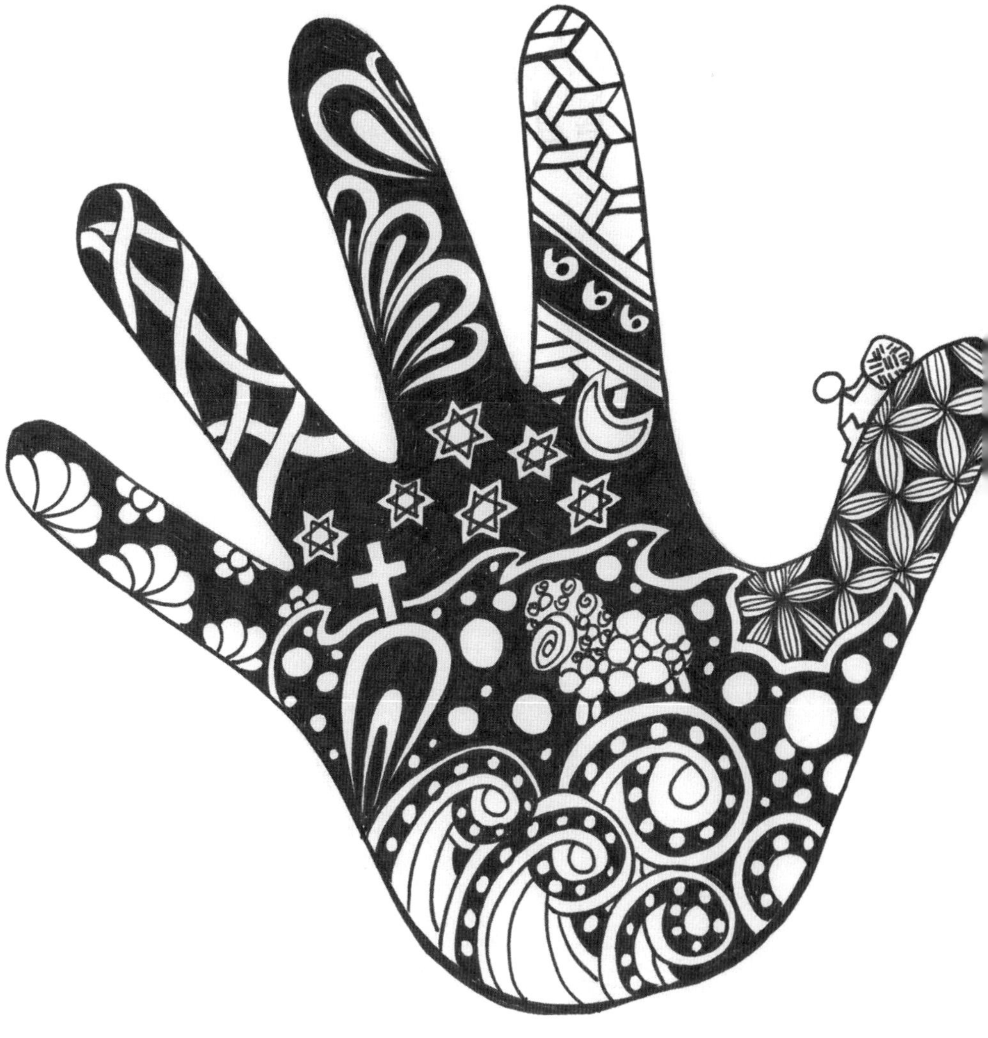

散步

十年前，我總是遠遠地看到你就逃，而你總會把我叫住，問我這幾天好嗎？不管你怎麼問，我永遠都是開始哭。然後我會被你領進會談室，接下來我什麼也不記得了。

十年後，不怕你了，竟會想主動找你。那是一種，跌跌撞撞，我知道你曾經陪著我，即使當年我如此害怕，害怕你打電話給我的父母。

見面的第一句話，你說，我都沒變，跟高中一樣。我笑了，原本擔心我不可靠的大腦是否還記得你，但我毫不遲疑地認出你。才發現我記得你的聲音，記得你講話的速度，記得你說話的方式。

「你也沒變」，我說。你也笑了。

我開始談自己，沒有哭也沒有崩潰。我跟你說今天不要輔導我，你笑著說總是聽人說話就要輔導也很累。我總算能抬起頭看著你說話，不再像過去一樣低頭緊盯著雙手。你總是在笑，不經意地如同廢話的小事，你也笑得很開心；記憶中找不到你對我笑的回憶，看著你笑，竟有種，還好輔導老師也會有情緒反應的安心。

「老師，你覺得當年的我，到底是怎樣的人啊？」我問你，好奇地問你。

「很漂亮，很可愛，現在還是一樣。」

「我每次看到你都在哭，怎麼會很可愛？」愣了一下，我帶著困惑。

「哈哈，因爲你每次看到我都逃走，但每次被我抓回來，偶爾又會很努力地想逗我笑，很可愛啊！」你笑得開懷，「眞的很可愛。」

有種暖暖的感覺，原來，當年整天哭的我，還是會逗你笑。我早已不記得我曾逗你笑過，甚至不記得你曾在我面前微笑。我只記得你總是一臉憂心忡忡，偶爾聽完我哭沉默片刻，或是要我不要再抓手了抬頭看你。原來我還是會逗你笑，原來當年即使我很怕你，即使我很憂鬱老是在哭，但我其實還是很喜歡你，喜歡逗你笑，即使我現在根本不記得了。

「老師，你還記得我人緣很好嗎？」我問。

「記得啊，你人緣很好。」

「呼！總算還有人相信我。現在都沒人相信我曾經是個孩子王了，好像我人際一團糟，有人際缺陷一樣。」

「哈哈哈，這就像我跟我孩子說，我以前數學很好一樣。他們都一副，『別鬧了好嗎？』」你大笑。

還好不是只有我的曾經被人遺忘。

好多事情不記得了。不記得當年自己到底在哭什麼，不記得當年自己在想什麼，不記得當年哭泣之餘到底有沒有好好準備考大學。還好，總有些曾經，沒有隨著大腦的壞掉遺忘，也沒有隨時間的推移流逝。

而我還記得那些曾經，是在會談室哭了一天以後，你陪我在校園裡走；是你撞見我蹺課在校園裡晃，要我「陪你」散步請我去愛河喝杯飲料。我沒有去喝那杯飲料，瞬間乖學生上身地說要回去上課，再次從你面前開溜；我也很怕跟你在校園裡走，怕被同學看見輔導老師「陪我」散步。

帳單搶輸了，搶帳單這種無聊的文化，我實在做不來，而且有種不自在的矯情與尷尬。不過下次，我想或許，眞的可以在愛河走走，喝杯飲料，一起散步。

我是說，高雄太陽不太大，也沒有下雨的那些時候。

八年

「這次都沒吵你，我有沒有進步？」

「沒有耶，我還在想這次怎麼那麼安靜，你還是寫信好了。」

八年了。

記得某年心血來潮，我說我要去申請臨床心理所，問你可不可以幫我寫推薦函。你笑了，拿著筆勾選我的分數，勾選我很聰明，然後看到情緒穩定那一欄，搖搖頭，勾了一個好低的分數，而我笑得燦爛。推薦函的最後，要寫推薦者與應考生的關係。

「我們要寫什麼關係啊？」你問。

「醫病關係啊！不然呢？」

「醫病關係啊？不要。一起寫書的關係？不好。嗯……好朋友的關係？」

其實我不記得你最後寫了我們是什麼關係，但沒什麼關係，只要記得你說我們是好朋友就好。幾乎沒稱呼過你醫生，總是喊你楊叔叔，對我而言真的如同家人。求學時代整天寫信給你，你如同一本會說話回應的日記，也像最私密的朋友。我會跟你賭氣，會生悶氣，但我還是很期待去診所看到你。

八年了。

我很鎮定地跟你說我的狀況，幾乎沒有情緒。我沒有直視你的視線，就像我平常覺得自己達不到他人期待的時候一樣，或者說，就像我覺得我對自己很失望、很挫敗、很垃圾的時候一樣。過程中，你一句話也沒有說。而你聽完後，對我說了什麼呢？我真的不記得了。我只記得你開口安慰我，我瞬間崩潰大哭起來，開始說我內心對自己何等沮喪。

「你可以抱我嗎？」

「等你都好了，我會抱抱你。」

不記得我們還說了些什麼，只記得滿滿的絕望。站起來要離開診間時，你走向我，伸手抱我，而我在你懷裡大哭。

「等你都好了，再好好抱你一個。」

八年了，這是你第一次抱我。抱一個，然後多了點藥，想到你以前說的，就把藥當糖果吞掉吧！

「可以保證不罵我嗎？」你點點頭，一臉不太誠懇的誠懇。

「不可以違背承諾，也不可以自殺，所以我割腕了。不會死，又有自殺，這樣就算有中間的過渡了吧？」我說，而你皺眉縮了一下，呈現一種很痛的表情。我不禁想到很久以前，我曾跟你說過，許多人都想過自殺，只是不敢執行。當時，你笑笑對我說，你貪生怕死。我有點退縮地拿下手錶，給你看了手腕傷痕。

「不知道為什麼，疤痕好明顯，即使我沒有割得很深……其實我覺得對你很愧疚，前一天我還讓你抱我當生日禮物。」

你從很痛的表情恢復，對我微笑。

「謝謝你抱我。」我說，講得有點不自在，有點猶疑。你安靜地走過來，拍拍我的肩膀。我快步離開，忍住差點滴下的淚珠。

八年了。不知道什麼時候會好，可以好好抱一個。

八年了。每年都說可以照相，卻每次相機帶去，都說今天不好看，沒有拍成。

八年了。我還是沒有長大，你還是靜靜看著我慢慢長大。

八年了。我畢業工作，你瘦了，白髮多了。唯一的不變，是每次看診時，你在病歷本上寫下我的名字，還有我仍喚著你叫楊叔叔。

「當一下正常人，你平常書讀太多了，現在這樣才是個正常人。」

「你還不是看很多書，明明也很聰明啊！爲什麼就我不是正常人！」

「學習過點平凡人的日子，當一下正常人。」你大笑，不斷重複這句話。

八年了。平凡也好，正常也好，不變就好。

溫熱的夜晚

1

我們談論死亡。你五十歲，我十八歲。我說，每個人都曾想自殺過，只是有沒有付諸行動罷了。

「我得回去好好跟我女兒談談。」你看著我帶著微笑，聲音溫溫的像平常一樣。我疑惑不解地看著你，問你：「楊叔叔，難道你都沒有想過要自殺嗎？」

你聳了肩搖了頭：「我貪生怕死。」

2

有句話是這麼說的：「學會死亡，你才能學會如何活著。」

對時常與自殺意念搏鬥的我而言，究竟是學會了死亡，還是學會了活著？可能二者我皆尚未學會。生死這門學問，太大太深又太廣，對我一個十八歲的孩子，眞的太難。生活中碰到最多的，頂多是同學朋友中有情侶吵架嚷嚷要去自殺，但下一刻又找到新的對象。他們比我更不懂生死，只是多懂了情緒勒索與綁架。

關於死亡，關於活著，我們究竟要學些什麼？

3

十年後，你六十歲，我二十八歲。

「我覺得好挫敗，我好想自殺。」

「生病就是生病，不會因爲很努力就不生病了。」

「我不懂這樣有什麼意義，我一輩子可能都要這樣循環著，不管這兩年我再怎麼改變我的生活作息都沒用。運動、飲食、作息，但它想發作就發作，我完全無能爲力。楊叔叔，如果我眞的自殺了，你會很生我的氣嗎？」

「我會很生氣，生氣你沒有在意我的感受。」

我聽了很難過，因爲我眞的好在意你的感受，但又同時感覺到自己逐漸失去的自主權以及莫名脫序的行徑。你突然起身一手把我拉進懷裡，我哭了，但忍著不要潰堤。

「吃藥，情緒過去了就沒事了。」

吃了十年的藥，我還要接收這樣的情緒多少次呢？

4

「我們所虛度的今日，是昨日死去之人所渴望的明天。」

這句話從來沒有給予我任何激勵。因爲我的今日不可能成爲他們的明日，我的虛度也不可能成爲他們的積極。更何況，我相信許多死去之人根本期待著他們的死去。

5

「我不懂活著的意義是什麼？」

「等你到了我這個年紀，你就會懂爲什麼要活著，而活著的意義又是什麼。我這個年齡，我不談死亡。」

「每個人都會死。」含著眼淚，我這麼對你說。

「但每個人也都在活著。」

「我好想要我的大腦正常，爲什麼當個正常人那麼困難？」

「你現在就很正常，是你太不習慣當個正常人了。」

「我喪失我平時的興趣，閱讀與寫作；這半年我一本書也讀不下去，平時至少二到三天一本書，假日甚至一天好幾本，但我現在什麼也做不到。閱讀與寫作是我少數的興趣，沒有興趣我到底該怎麼辦？這樣又要怎麼活著？」

「你現在這樣才像個正常人，是你平常太不像正常人了。」你笑笑地對我說。

我紅著眼眶，很想抗議。

「沒事的。」你說，輕拍了我的肩膀。

我稍稍平靜，相信著你說沒事的，一如往常我對你的信任。

6

「只要還有人記得我們，我們就會繼續活著。」

這讓我想到亡靈節，是不是眞的只要記得，我們就會繼續活著？活在傷痛中的記憶裡，活在放不下我們的人的哀傷中？

繼續活著，對還活著的人，是否會過於殘忍？

而遺忘對於傷痛者，是否會令他們翻找不到記憶最深處的思念呢？

7

「我生病了，你也是。我也很努力地維持，但不舒服依然困擾我。以對生命的維持而言，我比你更是危險。但生病就是生病，不是我們努力就可以改變的。」

「老天不公平嗎？是啊，老天本來就是不公平的。我只能把這視爲對自己的覺知和挑戰，不是嗎？」

你回覆我一封好長的訊息，早上起來我愣愣地讀過一遍又一遍。好多話想說，即使已經回了好幾封如同千字文的訊息，仍然覺得還有好多話沒說。

「業障」，這是信奉佛教的你對我說的。而對於信仰基督教的我而言，不想定義爲罪，也不想說是爲了顯出神的榮耀，反而在心裡有個很大的不甘願並帶著一點憤怒，想著上帝是殘忍的，愛也是有條件和限制的。司提反看見天開了，但神還是任由這個愛祂的孩子被石頭打死了。

我不禁想著其實佛也是自私的，因爲祂只渡有緣人，而我們都知道，愚昧才是人間常態。然而，究竟是佛不肯渡，還是我們自己選擇了無知與愚昧呢？

8

「生死修短，豈能強求？」

我喜歡《莊子》，但教會的姊姊對我用《莊子》回應總是討厭至極。不合信仰，也難怪她們會不喜歡。

但人的壽命長短確實是勉強不來的。禱告總有不應允的時候，因爲那天神要接走他。心裡不禁浮現《聖經》上的經文：「這是耶和華所定的日子」，而我不以爲然地在心裡寒顫的冷笑。

像我這樣不信又反骨，上帝怎麼不像《聖經》裡寫的，直接秒殺我呢？還是，其實上帝知道我想借祂的手死亡，而非自殺，故意讓我活在我以爲的人間地獄裡呢？

9

發高燒找不出原因，被急診轉送住院。各項的抽血注射等等，讓我相信醫院比自殘還要可怕。很想跟護理師說，我直接割手流血給你吧，別再扎針了。但我想，講完後住院的處境應該會更加艱難。

醫生說：「手抽不到血可能要抽腳，要無所不用其極。」

醫生說：「明天要抽很多血喔！」

醫生說：「可能要做腰椎穿刺，只是可能啦！」

雖然每天在醫院仍然高燒且全身不適，卻很後悔來急診，有種燒死都比被醫院「治療」還好的感覺。

奇怪，那爲什麼我還願意主動來急診？是因爲其實我仍想活著嗎？

10

「我們不能決定生命的長度，但我們可以決定他的寬度。」

我從小就覺得這是一句廢話。

其實寬度的決定是有限的，特別在現今的時代，出生時幾乎已經決定你人生的大半。

至於不能決定的長度更爲可笑，或許不能延長，但絕對可以縮短。

像是自殺。

絕大多數的人把這句話視爲正向的，甚至是種激勵。雖然我的理論或許有點悲觀，卻點出了事實。

然而，社會上絕大多數人還是不願意接受事實，寧可相信一些包著糖衣的虛僞。難怪會有人說，我們都是被騙大的；從童話故事隱含的時代悲劇開始，到成人世界的政治、經濟、娛樂、八卦。

唉，謊言的糖果，永遠比眞實的苦澀，來得容易入口。

11

「爲什麼住院？發燒嗎？」你傳訊息關心我，因爲我像個幼兒傳訊息告訴你我的害怕。

「我好想出院，我好想你。」在爸媽面前好像不能太害怕，但在你面前好像就可以表現我的軟弱。

「情緒好多了。」原本以爲是發燒燒到沒力氣憂鬱或自殺，不過經過三天住院，情緒始終平穩。雖然並未退燒，但我想起伏變動的情緒應該確實好多了。

「情緒過了就沒事了」，我想到好幾次你這麼對我說。此刻情緒過了，我卻在醫院出不來，還帶著溫熱的紅暈和冰冷的四肢。早已不服用安眠藥的我，也因手腕扎針的疼痛嚇到不敢入睡而吃安眠藥，半夜卻又因高燒不斷被護理師喚醒吃藥退燒，打點滴睡冰枕。安眠藥加上一夜高燒，眞可謂一夜好眠。

而我想著你在做什麼。我討厭日復一日重複的生活，卻又矛盾地渴望規律的作息。那你呢？是爲了生活規律，是爲了身體勉強，還是就只是單純的喜歡？爲什麼人可以接受日復一日的重複，卻又要嘲笑薛西佛斯是愚蠢的呢？我們哪個有別於薛西佛斯？

而我又爲何有別於一般人不能接受這樣的重複，而某部分的我爲何又不肯接受我情緒的轉換呢？

「唯有耶和華鑒察人心。」

嗯，上帝總算開口了，是嗎？

而佛是否也要開口一念無明？

都好難。我只能說，我眞的沒有智慧，這一切眞的都太難了。

而我多想要一念無明，而祢是否願意成全鑒察我心？

12

「別怕別怕，你要想你已經在阿波羅地獄第一層，最糟也就這樣了。」護理師邊說邊抽我的血，手背也隨即腫起，但血液幾乎不肯滴下，我感覺著針在手裡挑著，然後又換了一隻手重新扎針。

「什麼？才第一層！那再往下怎麼辦？」看著幾乎滴不出血的血管，我假裝的勇敢鎮定幾乎快要崩塌。

「沒有電梯可以往下啦！等我們離開，你就離開地獄囉！」

抽血抽到血流不出來馬上腫起，雙手遍布十幾個針孔。雖然很痛，但還眞有點不好意思，血管又細又短又流不出血，每次都讓護理人員大費周章。奇怪，血都跑哪兒去了？

醫生笑咪咪走進來，遞給我兩張超音波：「送給你『你的腎』做禮物，如果你想當個紀念的話，我多印了，其他都在病歷裡，哈哈！」

我接過我的「腎」，笑一下：「看不懂，黑黑的。」

「是白白亮亮的那個」醫生燦笑，「不過因爲免疫科會診，告訴你一個不好的消息，你明天還會被抽好多血。」

「噢……好。」我笑得有點尷尬。

阿波羅地獄第一層，我最近眞是觀光得太頻繁了！

好想出院，然後週六再次跟你談論生死。我想，這次的結論，我的部分可能會修正爲：「至少要死透，絕不能死在醫院裡，不然沒死就已經先進地獄了。」

咦？我不是才剛抱怨人間如地獄，怎麼現在又想從地獄回到人間了？

13

我從來沒想過會在醫院過聖誕節，特別是平安夜。我回憶著在台北上班時的平安夜，下著細雨騎著機車趕往教會，參加晚上的聖誕慶典。

我知道我又想家了，一種他鄉如家鄉的情怯。

早上，照顧我的實習醫生突然給了我一支聖誕老公公造型的棒棒糖：「我想說聖誕節快到了，送你。」醫生遞給我，笑得燦爛。「我要來過我的weekend囉！」醫生開心地離開病房。

我笑了。

這大概是我今年感覺到最聖誕的一刻，不只是那支聖誕老公公棒棒糖，還有醫生口罩下掩不住的笑容。

可能還有我的腎吧？想到這裡，自己也笑了。好奇怪的聖誕氣氛，讓我短暫忘記早上軟針改扎左手的隱隱作痛。住院才懂肉少的地方比較痛，靠近骨頭的地方比較痛，眞是實務與經驗同時一次完美地到位。

手機訊息一直傳來教會小組要去路上報佳音，看了有種奇怪的弔詭。在其中又不在其中的反差，應該歡喜快樂又快樂不太起來的平靜，想和大家玩鬧又玩鬧不了的落寞。

醫院溫控得好，但怎麼在心裡莫名浮現「空虛寂寞覺得冷」？

我的臀白白的，在一片黑色的超音波中，我只好假裝浪漫的假想著，或許那是聖誕夜裡美麗的雪花。

而叮叮噹的，是空調的規律。暖心的，是冰冷反差的抗生素注入溫熱的血液。聖誕一應俱全，只差禮物和聖誕老公公的到訪。

病床旁的小櫃子，小小的聖誕老公公棒棒糖；笑靨、禮物、祝福，或許都怪了點，氣氛也不太對。但，儘管都小小的，其實我還眞的一無所缺。

叮叮噹！

14

平安夜，不知爲何的想禱告了，但也不知爲何的一個字也說不出來。想要天父帶我回家，而這個家，又何止雙關？是祢的身旁，是回到教會，是離開醫院。心裡浮現好多個對不起，卻茫然不解爲何應該道歉。

祢知道我裡面那個悔恨與愧疚是什麼嗎？爲什麼我感覺自己如此不堪？如此骯髒？感覺連靈魂都是黑的？不想被觸摸，彷佛自己的汙穢會傳染他人。

醫院來電，關心我出院後是否要轉入精神科病房，讓我嚇了一跳。從地獄一層轉到地獄半層，如果願意，那可眞是想不開了。自嘲了一下，我竟然想開了。不想自殺了，想上班了，想出院了，想去看正在熱映的電影了；原來這竟是久違想要活著的感覺。說不出來活著眞好，但活著，似乎也沒那麼糟。開始想著之後要如何練習靜坐和腹式呼吸等生理回饋，又開始決定要按表操課地規律生活作息。我想，薛西佛斯是否快樂，眞的只有薛西佛斯自己知道。

而我是否快樂呢？或許，等我如薛西佛斯用規律與挫敗共處一生後重新回顧，我才眞的能夠明白何謂快樂。

或者應該修正爲，何謂活著。

那天，當我見祢面時，即使無知依舊，但在永生裡，我相信祢會將答案放入我的心中，讓我用淚水釋放活著或快樂這難以訴說的辛苦背負。

我還記得的那些角落

一日之計在於晨

「咖、咖、咖」急促而大聲的腳步聲敲打著。我迷迷糊糊張開雙眼，伸手欲揉眼睛卻撞到了床邊的欄杆。欄杆？我茫然回神，我不在自己熟悉的臥房。「嗨！我的妹妹，你醒啦！」你大聲愉快地對我說，隨即又「咖、咖、咖」地轉身離開。

我在心裡嘆了口氣，伸手摸了床邊的桌子拉開抽屜拿出懷錶，五點多，醫院還沒送來早餐，即使住院一個月，每天早晨仍然困惑自己怎麼會在醫院。習慣性地看了窗外一眼，記得前次住院，玻璃旁掛了紅色剪紙的「平安」。平安不見了，而我始終覺得它應該要在，但那已是五年前的事了。平安被誰帶走了？被吵醒的我帶著點暴躁，放下床邊欄杆起身，打開櫃子立刻聞到一股噁心的霉味。我拿出裝著牙膏牙刷與洗面乳的漱口杯往洗手間去，走沒兩步又回頭拿酒精紙巾去擦拭馬桶。廁所的垃圾筒很滿，用來取代塑膠袋包裹垃圾筒的報紙爛了一半，讓我不禁一陣噁心。怎麼會有人想要用廁所馬桶旁的垃圾袋自殺，害得我們現在連垃圾袋都沒有，只能包報紙？垃圾筒裡的汙穢加上經血只能用報紙包裹。我調勻呼吸，但又不敢大口吸氣。洗臉刷牙後，走到護理站對面，靠著牆上的反射當作鏡子，看著自己的短髮雜亂豎起，回房間抹水壓平，再返回護理站借吹風機吹乾。

然後，毫無期待地，等著根本不值得期待的早餐送來。

「咖、咖、咖」你進進出出，完全不理會其他人服用安眠藥仍在睡覺。「早安啊！我等下要打給小憲憲，然後跟他說我封你爲台北藝術大學的校長，你要記得把你的畫寄給我，不要黑色的，改成紫色的畫，我們彩虹圖書公司會幫你出版到全世界，記得不要用黑色的，黑色是魔鬼。你也不要再穿黑色的，姊姊拿裙子給你穿，不要跟我客氣了。」你馬上從櫃子裡拿出一件白色帶著紅點的小短裙遞給我。

「我不要，我不喜歡穿裙子。大家還在睡覺，你小聲一點。」

「那你穿這件。」你遞給我一件亮粉色的短褲。「不要跟姊姊客氣了，那麼客氣姊姊會生氣的。這件送你，我不穿。公主是不能穿褲子的，你也可以把它剪開改成裙子。我以前是金閣寺的小公主，公主只能穿裙子。」

「我不喜歡這個顏色。你昨天不是說你上輩子是孫中山嗎？」大腦還有一半在睡覺的我整理了一下思緒，懶洋洋地回應。

「我是孫中山，也是武則天，之前也是日本金閣寺的小公主跟小和尚。但我現在自創彩虹教了，要吃全素，植物素，也不能喝牛奶跟吃雞蛋。一人一百萬加入彩虹集團，免費入住豪宅。我看你的手沒什麼手毛，下輩子還會繼續當女生。你是我的妹妹，我封你為彩虹集團的公關總裁。但是你要先吃全素，而且不能穿黑色的衣服跟褲子。」

「那我不加入彩虹集團了。」我說。

「哈哈哈，你是我妹妹怎麼可能不加入，這是你姊姊創造的耶！你本來就在裡面了啊！我還要打電話去跟小憲憲說，今天早上很多事情要聯絡，我要趕快去錄音。現在幾點了？可以打電話了嗎？」

早餐送來了。

你轉身走出去打電話。

我邊吃著自己從來不會想當早餐的白粥，邊聽著你大聲地如同擴音一般講著電話。再看著其他人帶著滿臉的睡意起床刷牙洗臉。隔壁床的妹妹突然走到我面前，碰的一聲就向我跪了下來開始哭，我嚇了一跳趕忙叫她起來，她的媽媽從睡夢中驚醒，跑過來拉著她不斷地對我道歉。

早晨，又是一個美好的開始。

保護室

剛住院的第一個星期，因為每天被吵得不能休息加上情緒暴躁易怒，我每天都往保護室報到。我克制自己，只在保護室裡捶牆壁，而不是直接捶在吵鬧不停的彩虹公主身上。我對她大吼，憤怒大叫，然後被保全跟護理師架開，一邊怒罵一邊不斷跟自己說：「她只是生病了，她只是生病了；躁症，只是躁症。我不能打她，不是她的錯，她只是生病了。耶穌愛她，耶穌替她死了，耶穌替她流淚了，耶穌替她被打了。我不能打她，我不能傷害上帝所愛的。」

我每天都被關進保護室裡冷靜，通常每次一個小時。我在裡面吼叫，捶牆，然後蹲下來瑟縮在角落裡。保護室的牆壁很軟，我研究每一面牆的厚度，把手指伸進去用指節測量，然後注意靠門的那道牆是如何固定的，試圖找出保護室最脆弱的一個點。

我沒有想要毀掉保護室，反而避開了我認為最脆弱的位置，往堅固的地方繼續捶打。吼完了，捶到沒力氣了，我蹲下瑟縮在角落，雙手抱膝，把頭埋起來，想辦法讓自己不見。我把身上的外套拉鍊拉上，戴上帽子，把頭縮進外套裡，然後把外套的袖管反折進裡面，將兩隻袖管在外套內打結，緊緊地勒在我的脖子上。

監視器拍不到。

很難受，但其實還能呼吸。我再怎麼勒緊，外套究竟不夠合適。某次我帶了自己的抱枕進去，進保護室得搜身，說眞的也沒什麼能帶。我帶著抱枕，用抱枕悶住自己，結果偏偏我的抱枕空隙太大了，我還是能夠呼吸。

我縮在角落，哭得沒有情緒，連眼淚都流得吝嗇。門開了，護理師問我還好嗎？我沒多說什麼跟著她走了出去。

還好嗎？這句話問得不好。應該要說，習慣就好。

你與我，還有我們

一個星期後，我恢復溫和，如同往常的自己。每天仍然早早被吵醒，中午仍然永遠被吵到不能睡，平常想休息也還是被吵到思緒斷線，但我再也沒有火爆的脾氣了。

醫生問，這是眞正的我嗎？

對，我平常不太會生氣，也不喜歡跟別人吵，更不會去罵人。我從小覺得生氣或難過只會自己一個人躲在被窩裡哭。現在這樣，比較像我。

其實，我心裡並不確定哪個是我，即使我覺得發怒的自己離「我」很遠，但畢竟是我在發怒，我在生氣。人，眞的會因爲所謂的生病瞬間變成另外一個人嗎？

心裡浮上無止盡的對不起。對不起周遭的人，感覺大家都在容忍我。

隨著憤怒消逝，在病房社交突然多了起來。陪憂鬱症的妹妹聊天，告訴她自殘別割在顯眼的位置，免得以後被霸凌或是歧視，但她的左手臂早已體無完膚。晚上不敢睡，她也陪著我，安慰我，不斷告訴我她們都在，不須害怕，吃藥睡覺就沒事了。拿了一包巧克力餅乾送給連吞藥看起來都有困難的妹妹，陪不斷打自己耳光又不斷哭泣的妹妹散步講話，塞巧克力給哭得淒慘的姊姊，陪厭世的老奶奶聊天逗她笑。偶爾甚至教起社會跟歷史，幫無法回學校的妹妹上課，也帶著她開始畫畫，陪著她一起深呼吸放鬆。

最詭異的大概是我跟彩虹公主成了朋友，即使她仍每天吵得我不能休息，甚至在浴室裡挖大便讓我陷入崩潰，但我再也不須在心裡反覆告訴自己不能打她。我成爲病房裡第一個搞懂她彩虹世界、彩虹集團以及彩虹教運作方式的人；雖然她說是自創，但我聽起來像直銷，其實說老鼠會更爲合適。我也忘不了她的生日，因爲那天她要跟她的住院醫師結婚，還邀請我去台北參加婚禮。

「你眞的有跟他結婚我就去。」潑冷水跟她說醫生不會娶她，反而會落入無限爭執的迴圈，我早已學會不要挖洞讓自己身陷危機。

「可是我不知道要把喜帖寄去哪裡給你。」你回答的認眞，一臉高興。

「你跟醫生要結婚，喜帖就貼醫院啊，我看到一定去。」

「哈哈哈，你好聰明，那我要拍紫色的婚紗，彩虹色的浪漫設計，然後……」

沒有人有辦法讓彩虹公主閉嘴，但我最後成功地用食物換得了休息。我給她爸媽帶來的香蕉還有特別爲她買的素食泡麵，跟她說早上七點以後才能在房間說話，她答應並且也信守了承諾，但卻仍然到處走動「咖、咖、咖」地吵人。我把我的大玩偶送給她，跟她約定中午到下午兩點之間不能說話，好讓我休息睡個午覺，她也爽快的答應，並且開始抱著我送她的玩偶睡覺。

而我總算在住院第二週開始能有個簡單的安靜時間。即使偶爾會被彩虹公主鬧著脾氣說要絕交，或是突然被她告白說她愛我要我娶她，又或是嫁娶不成變成她的乾妹妹。沒關係，哪怕每天只是多安靜一、兩分鐘，也是奢侈的幸福。

公共衛生

病房乾溼分離，馬桶跟洗手台在一側，浴室在一側。浴室沒有蓮蓬頭，顯然是怕我們勒頸；唯一有的是一個高度只到小腿的出水孔，洗澡必須用臉盆接水洗澡。

彩虹公主在浴室裡拿公用臉盆裝她的大便，還有殘留痕跡在浴室地板。臉盆可以用自己帶來的也就罷了，但地板無法用水龍頭清潔，讓我幾乎崩潰。彩虹公主拿牙刷牙膏清潔臉盆，又拿同一支牙刷刷牙，同樣令我反胃。最後請爸媽帶牙刷過來，特別挑她喜歡的顏色以及軟毛刷頭，萬千拜託她務必改用新的牙刷。

而原本我每天報到的保護室，彩虹公主笑笑地跟我說，她被關在裡面時，直接尿在地上，用被子吸乾。

原本揰到手被醫生叫去照X光，聽她這麼一講，我好一陣子沒再去保護室報到。某次要被關進保護室前，還急急忙忙地確認她到底尿在哪裡，然後看著她一臉燦笑地說每次尿的地方都不一樣，到處都尿過了，只能無奈地跟護理師進保護室。保護室必須脫鞋，最後我只好安慰自己沒有味道，清潔阿姨整理得非常乾淨。這就像哪片土地沒死過人，我哪知道我以前用保護室有沒有前人的噁心痕跡？我只是碰巧這次知道，沒事的，假裝不知道就好。

但最切身的還是馬桶。總是會有人常常忘記沖水，只能等她們病情好轉後才能學會記住，每次進廁所都是一種勇氣的挑戰。

公共區域的大垃圾筒旁邊有大便，到底誰丟的？

好一陣子，我連丟便當盒都需要勇氣，還需要好的眼力避免雙腳失足中獎。

醫生說我出院後適應力會變強，而我則是整天拿酒精紙巾擦來擦去，把我的病床裡裡外外好好地擦過，撕掉一堆不知名的透氣膠帶以及汙垢。

我想我的適應力仍然薄弱。

功課

在醫生的允許下，我一天有兩個時段可以拿筆畫畫。基本上，病房只能用一種會縮進去的膠囊筆，其他的筆都被禁止。護理師或保全會帶我去會談室畫圖，然後把門鎖起來。通常，繪畫時間我都沒有想畫圖的靈感或動力，純粹覺得一個人可以安靜地被關在會談室很棒，可以稍微遠離病房的吵雜，至少吵雜的聲音因爲門的隔絕而小很多。

我開始看書學畫禪繞畫。繪畫離我很遠，自小沒眞的學過畫圖，也沒特別喜歡看漫畫去畫各種角色。還好，禪繞畫很簡單，反覆又反覆地畫，不太困難也可以完成一張看起來似乎很厲害的圖。我開始挖自己，把自己的感覺一點一點地畫進去，某些自殺意涵的隱喻，讓我跟醫生講的時候怯生生的，怕醫生聽了就不肯放我出院了。有次我畫得開心，沒打算跟醫生說，但護理師來找我時正巧看到了；醫生巡房時，第一句話就是「聽說你畫了一張圖」，讓我當場定格，默默拿出畫小聲地乖乖解釋。

我像個小孩子，講話聲音會變，不太能轉回來，除非突然聊到我很有興趣跟有自信的話題。醫生說我現在是病房裡最小的，我抗議說還有好幾個比我小的妹妹，醫生卻說她們每個人的表現都比我成熟。我嘟著嘴洩了氣，問醫生說我怎麼樣才可以長大。醫生讓我畫畫，或是寫作，然後開始幾天就有一個作業，像是此刻的感覺，或仍是小孩的自己如何跟成熟的自己溝通等等。有時候我用畫的，有時候用寫的，這些功課讓我很頭痛，我經常晚上吃藥後倒在床上，都還在跟隔壁床的姊姊哀聲連連說功課做不出來，煩惱明天醫生來巡房時交不出作業。其實沒交作業也不會怎樣，但即使常常到晚上都還看著白紙發呆，我硬湊總是都有湊出點東西，交了功課。

我其實挺喜歡寫功課。每天關在病房裡沒什麼事情可做，有個功課讓自己想，我覺得挺好的。生活無聊到，常常跟我一起畫畫的妹妹跑來問我一起玩好嗎？我問她玩什麼，她跟我說剪刀石頭布。但最後我沒跟她玩猜拳，只跟她倒數畫畫的時間到來，期待畫圖解悶的時光。事實上，我們常常看著白紙茫然，但又捨不得放棄珍貴的繪畫時光。

治療室

醫生跟我約法三章，我抗議說我記不得。我只記得醫生要我答應一件事情，那就是

「不可以自殺」。後來醫生說我打破約定，表示她說的是「不可以傷害自己」，但我記得的是不可以自殺。我當然知道傷害自己不被允許，但找個漏洞鑽應該可以吧？

我住院前幾天毛巾就被沒收了。我帶的是運動吸水巾，薄薄的，阻力又強，還有個鬆緊圈可以把毛巾捲起，眞是繞頸窒息的好夥伴。在病房繞頸完後，毛巾當場沒收。沒有刀子，只好用指甲自傷；很多人都以爲用抓的怎麼可能流血呢？我用右手如刷吉他和弦一般，大力快速地刷自己的左手臂，表層皮膚很快就被刷掉了。醫院掛在我們手上檢傷分類的手環，上面有我們的病歷條碼，也成爲我自傷的工具，被我拿下來割手。簡單說就是一個動作跟姿勢，連紙都可以割傷手，這當然也可以。最後我連手環都被沒收了，吃藥變成護理師另外拿出我的手環刷條碼。

我總盤算著跟醫生或護理站借美工刀或剪刀，當然什麼都拿不到。醫生知道我怕打針，說只要我再出現自傷行爲，馬上打針。某日不知爲何很想看到血，但手邊又沒有足以對自己造成傷害的物品，最後拿起便當盒上的橡皮筋勒頸，結果被同房的姊姊跑去護理站通報，被架著拖去治療室，雙手雙腳綁在床上，當然也少不了醫生約法三章的打針鎭定。護理師說睡一下冷靜一下，但打針後我根本沒睡著，只覺得手腳被綁在床上成大字型好無聊。到了離開治療室的時間，正巧隔壁職能治療室在上手作課程，我悄悄溜進去拿了剪刀，興奮地偷偷在桌子底下暢快地割手，隨即又小心翼翼地離開教室，卻在返回病房時撞上正巧走進來巡房的主治醫生，馬上又被關進治療室五花大綁。醫生說要打針，我抗議說剛剛已經打過了，醫生說是每一次都要打，被綁也逃不了，只能轉頭不看乖乖接受我自己造成的處罰。

隔天醫生說我太冷靜了，她比較不擔心我鬧，反而比較擔心我過於冷靜。她跟我講話時我低頭畫圖，我會回答她，但不再是孩子的語調。我只是平平地應答，沒有太多情緒反應。我不太知道自己怎麼了，但我把圖裡面的自己吊死了。

出院

我想回家。我跟醫生說，跟護理師說，也跟社工說。我畫了一張被囚禁的鳥兒，醫生看著圖再次跟我約法三章。不可以傷害自己，不可以再被關進保護室，出院以後同樣不可以自傷，然後問我出院計畫。

醫生同意出院後，我反而陷入焦慮。我覺得想吐，覺得胸口不舒服，覺得很可怕。我想到要上班就不安，想到靠近人群就反胃，想到住院時在醫生准許下外出四小時幫媽媽慶生，走進餐廳就全身不舒服。

我幾乎要到護理站去哀求拿可以緩解焦慮的利福全來吃。

醫生跟我講話時，我只感覺我快吐了。沒有出院的期待與興奮，我只覺得我快吐了。還有沒說出口的，是我焦慮到我必須流血來釋放我的不安。

隔壁病房的妹妹開開心心地期待出院，期待回學校上課。手足無措地，離院前一天，我開始不停吃東西，試圖藉由「有事情做」來轉移即將離院的不安。

直到離院曬到太陽那一刻，突然覺得被豔陽曬著皮膚，熱熱的好舒服，甚至有種離開冷氣房了眞好的愉悅，我才總算消弭了一些不安。

回家眞好。

CHAPTER. 6 禪繞的結

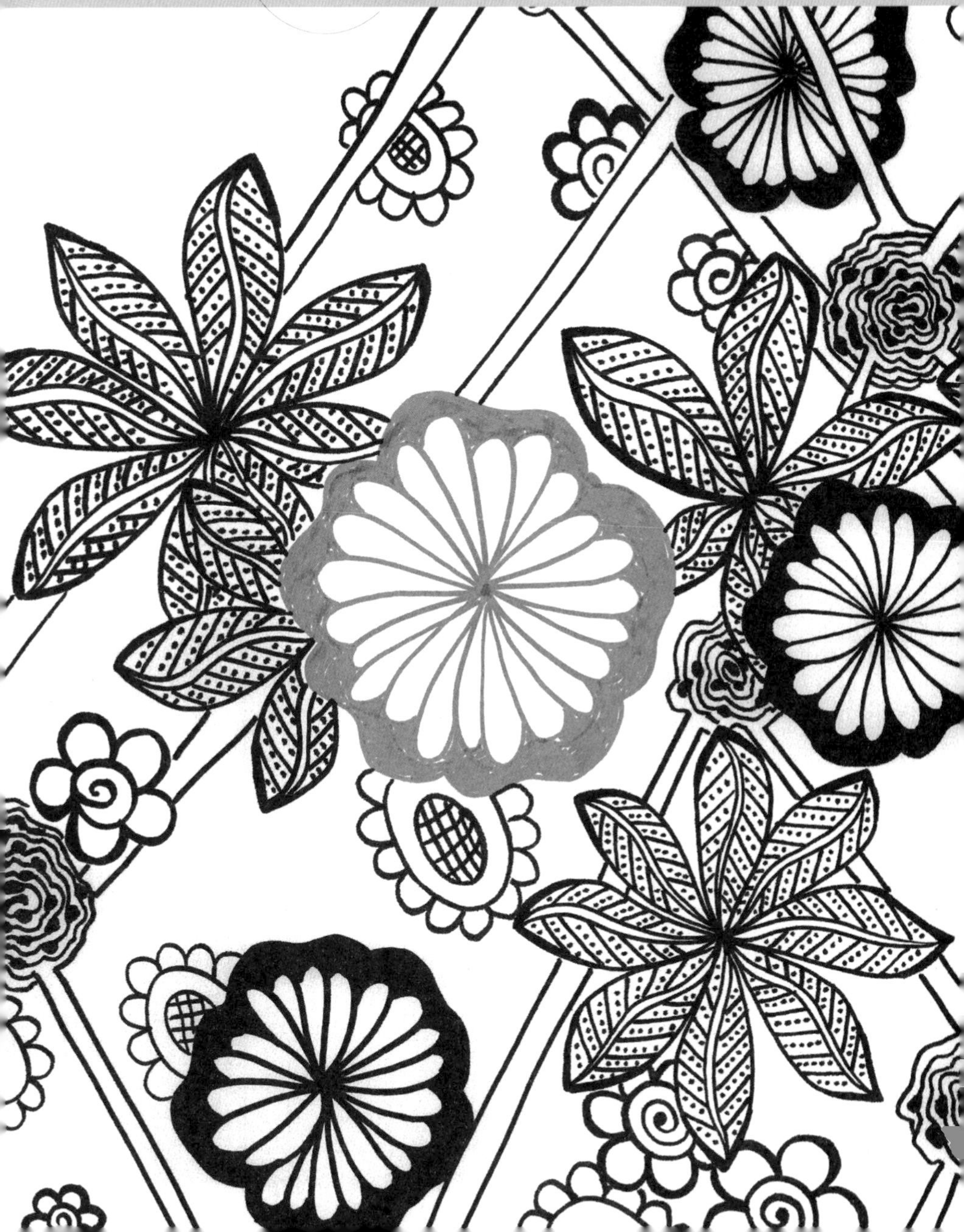

第一次住院時，醫生送了我一本禪繞畫的書，讓我在病房裡畫畫。當時，儘管病房有不少管制，但是手機跟筆都還可以自由攜入，我可以在病房裡不受限制地自由書寫，偶爾也可以傳個訊息跟朋友哭訴。我多半在睡前書寫，除此以外幾乎都在哭，只有幾次嘗試跟著書裡的教學畫上幾筆，隨即覺得一再重複的禪繞令我煩躁，再加上反覆的圖案簡直催眠，著實無趣，醫生送我的書很快被我冷落，興致缺缺。

幾年後，又鬧了將近一年，在這一年中試了許多方法讓自己安靜，嘗試後失敗，失敗後再換別的方式嘗試。我意外發現有人用禪繞畫靜心，才想起幾年前醫生送我的這本書，於是我又上網買了幾本禪繞畫教學的書，但還沒眞正開始學習創作就被通知入院。那時我不知道手機與筆早已成爲病房的拒絕名單，我帶了好幾本禪繞畫的書與裝滿各種粗細代針筆的筆袋，除了書被准許攜進病房，其餘包含手機一律被沒收在病房外的置物櫃。連筆都沒有，身邊只剩下書、筆記本與原本預計用來練習繪畫的紙張。喪失書寫的權利令我陷入某種崩潰，護理師給了我一種用力壓就會縮進去的膠囊筆，胖胖的筆身握起來很吃力，不斷縮進去的筆芯更讓書寫成爲嚴重的挑戰。突然間彷彿失去所有重心，我像個遊魂坐在床上，什麼事也做不了。病房異常吵雜，我只感覺到暴躁與憤怒。

醫生不是我原本的主治，我問醫生可否讓我畫圖。醫生隔天答應我的請求，並給我固定的時段在醫生會談的房間繪畫。警衛會在規定的時間把我被沒收在病房外的筆交給我，而我則能擁有短暫個人靜謐的空間。病房總是很吵，會談室在交誼廳旁邊，自然吵得不可開交，即使關著門也沒什麼隔音效果，但至少可以「獨處」。多半時候，我在會談室裡看著白紙發呆；我不想離開，卻也不知道該畫什麼。我原本以爲我可以在病房自由地用手機上網搜尋圖片仿作練習，從未想過手機會被拒於門外，只能自己創作。自小從未眞正學過繪畫，但情緒卻迸裂著想找尋出口。於是我在會談室裡畫著一張又一張的禪繞畫，畫著不似禪繞畫卻纏繞著我心裡的結，描繪出一張又一張無聲的抗議。住院的一個月，除了固定的時間會談室有醫生使用以外，我都在裡面靜靜地自己畫畫，或是讓自己在會談室裡感覺內在的情緒。出院以後，又畫了幾張圖，但多了網路可以搜尋參考的創作。我按著自己內心的構圖，打出關鍵字去找合適的素材與畫作仿作，拼湊著希冀能呈現心理的衝突、憤怒與掙扎。

心，不知是否眞的靜了。但某種程度上，情緒到底得到抒發。更多時候，畫著畫著，才發現內心有如此多複雜的情緒交織，藉由不成熟的畫作讀著自己裡面的聲音。纏繞著一個又一個的結，來不及打開，而我試圖把繩結的捆綁小心翼翼地描繪出來。

結，仍然繫著。纏繞著，緊緊著。

我是繫鈴人，而我安靜地學習如何解鈴。

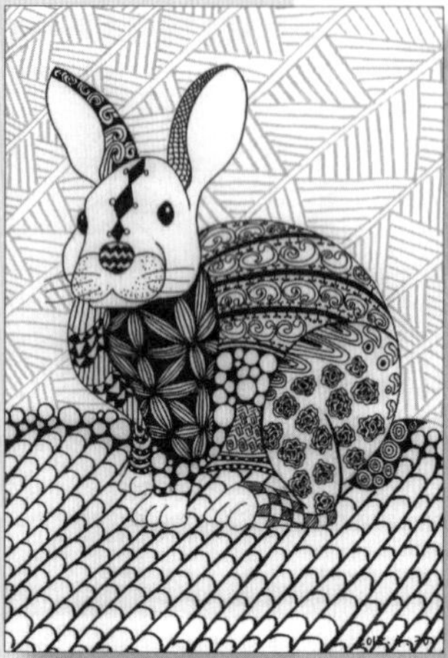

兔寶

這是我在會談室裡畫的第一張禪繞畫，畫的是我養的兔寶寶。剛住院的我很想家，所以畫兔兔想念著窗外的家。爸爸媽媽來看我時，都說我把兔兔畫得太老了。當時兔兔才正準備轉大兔，其實還是隻天真活潑的小傻兔，非常好動活潑，根本不可能那麼乖、那麼嚴肅地靜靜坐成這個樣子。

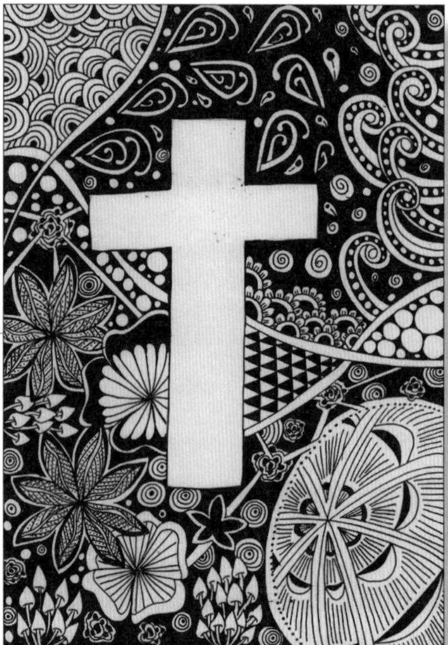

受洗紀念

住院不久就是我的受洗紀念，我總覺得這天是我另一個生日。心裡帶著一股複雜交織的情緒，最強烈的莫過於質疑此刻的我是否已經被上帝遺忘。於是我畫出大大的十字架，告訴自己，不管我在那裡，神仍然與我同在，不離不棄。

不知道朋友怎麼聯繫到我教會的牧者，他們接到我的電話特別來醫院為我準備聖餐，陪我一起「過生日」。我想，連人都紀念我，神一定也在我的身旁，靜靜地陪著我吧！

花團錦簇

為了讓自己在醫院仍覺得充滿「盼望」，所以我畫滿各式各樣的花，告訴自己生意盎然，生命本身就是祝福與希望。但其實我的情緒是暴躁的，這幅畫我畫了好幾天，情緒與畫作的矛盾，是某種詭譎的掙扎。

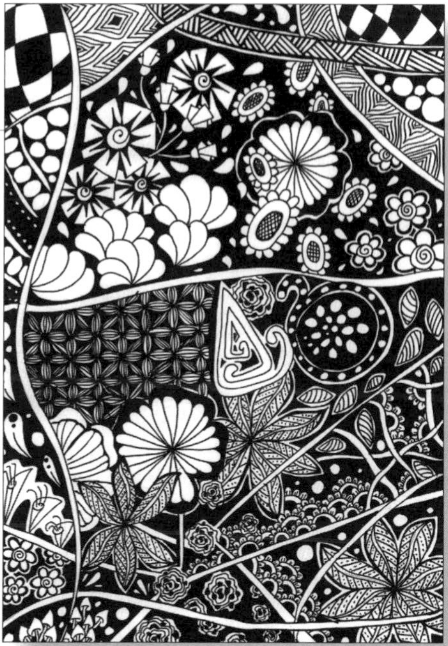

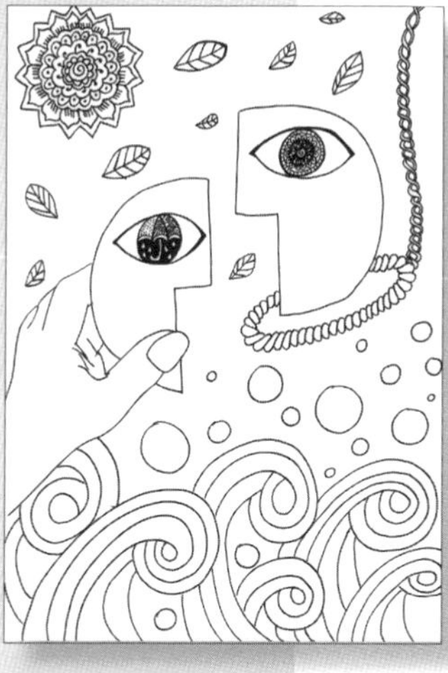

那些殺死你的都並不致命

畫作名稱出於散文集《那些殺死你的都並不致命》（沈意卿著），但畫作與書本內容毫無關聯。我原本要畫的是躁鬱的兩端，所以在半邊的臉當中，眼睛撐著雨傘在躲雨，另外半邊的眼睛則如花朵般熱情充滿朝氣。但畫到一半我突然覺得很絕望，在我還沒意識過來的當下，我已經用筆把另一半的自己吊死了。原本背景盛開如花的陽光，也被我加上凋零的落葉，下方則用浪花試圖淹沒我認為討厭而不應存在的自己。原本想要用手拼湊回自己的原意全變，但我想這對我而言更加真實。

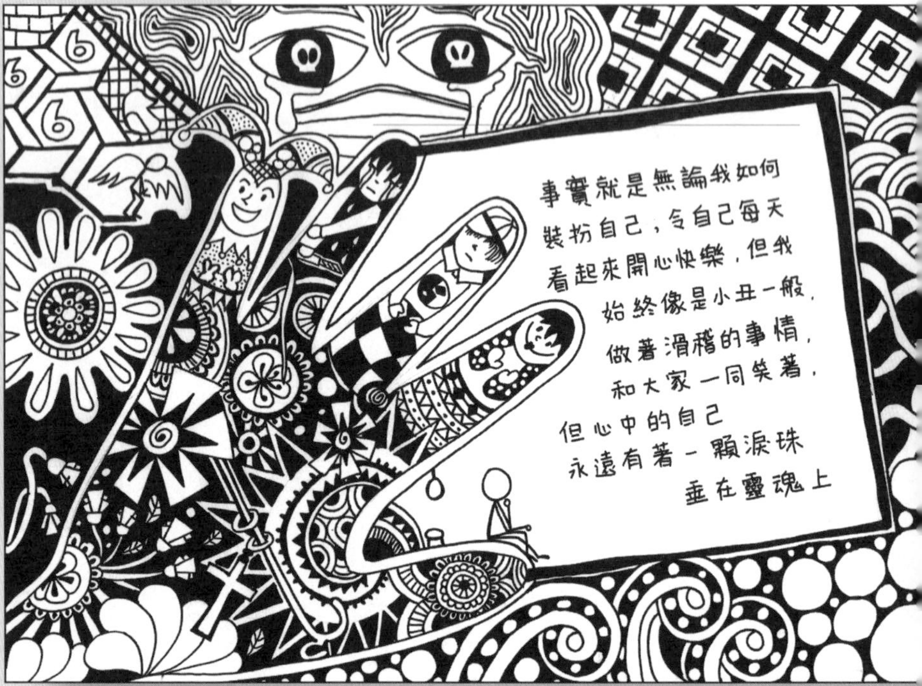
事實就是無論我如何
裝扮自己，令自己每天
看起來開心快樂，但我
始終像是小丑一般，
做著滑稽的事情，
和大家一同笑著，
但心中的自己
永遠有著一顆淚珠
垂在靈魂上

空

這是住院期間我最喜歡的一幅創作。畫上面的手真的是用我的左手直接描繪的，文字則是出自詩集《共生》（宋尚緯著），但我筆誤漏寫了一個字。電子書閱讀器可以帶進醫院，這本詩集是我住院期間少數能讀到的書。

畫裡的每個手指都代表一種情緒。從小指開始，這是個永遠都在假裝快樂的小丑，一旁是拿美工刀自傷的女孩，隔壁是憤世而無法理解的冷漠，再過去是過度誇張只剩躁還塗抹在臉上的喜樂。拇指上坐著一個人，背後有張椅子，正在思索何時應該上吊，而後面則是黑洞不斷地抽乾即將上吊的靈魂。手背上有個小小的十字架，但十字架很小，而且被鎖鏈銬住了。畫面左上方寫著「666」，代表魔鬼，一旁有隻被囚禁的鳥兒，還有個人準備飛翔；這個人是希臘神話中的伊卡洛斯，他的下方有顆太陽，代表他即將殞落死亡。太陽下有兩朵凋零的玫瑰，象徵生命的易逝。手的正上方有個哭泣的人戴著口罩，但他的雙瞳是兩個骷顱，而勾勒臉與頭髮的線條則是朽敗的枯木。這個人其實被困住了，右上方是窗戶，但卻是被囚禁的窗戶，永遠無法開啟。右下則是用浪來淹沒自己，然後一次又一次的，我殺死了自己。

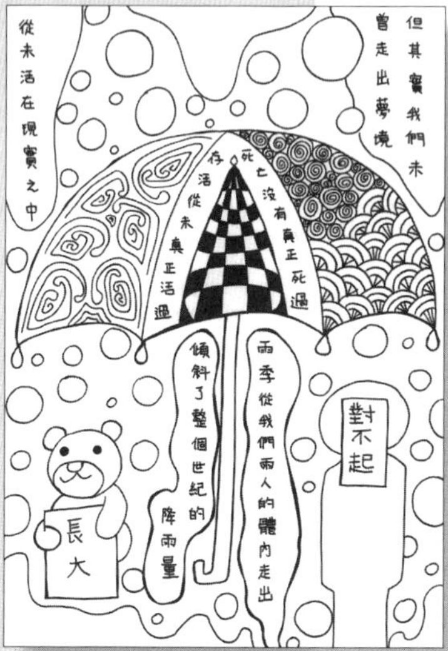
但其實我們未
曾走出夢境
從未活在現實之中
死亡沒有真正死過
存活從未真正活過
雨季從我們兩人的體內走出
傾斜了整個世紀的降雨量
對不起
長大

雨季

這幅畫是醫生給的功課，讓我畫出成熟的自己與內在小孩的自己。成熟的自己對內在的自己充滿抱歉，而內在小孩的自己則用玩具熊表示，雖然永遠如同孩子，內心卻渴望長大。

文字內容出自於詩集《輪迴手札》（宋尚緯著）。

外在的快樂只不過是純粹的瘋狂

畫作名稱應該是我在書裡讀到的一句話，但我忘記是哪一本書或是哪一篇文章了。小丑的臉在面具下是空白的，因為不管是微笑或是眼淚，都僅限於小丑本身，只有小丑自己知道他內心的感覺。然而，小丑卻又不屬於自身，只能在虛假中瘋狂地純粹，純粹地瘋狂。

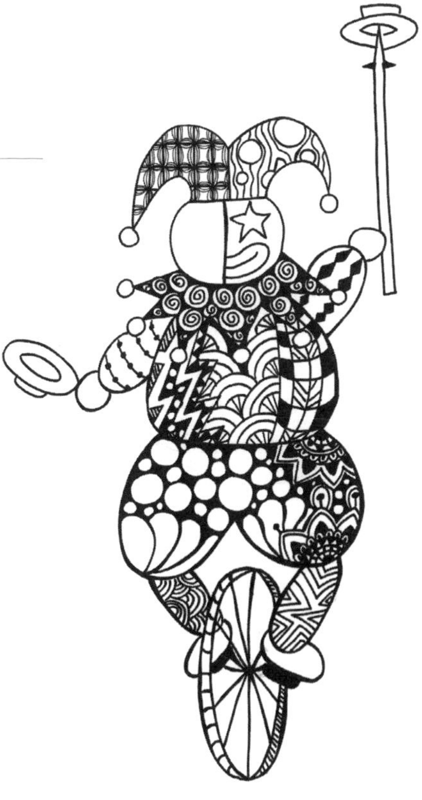

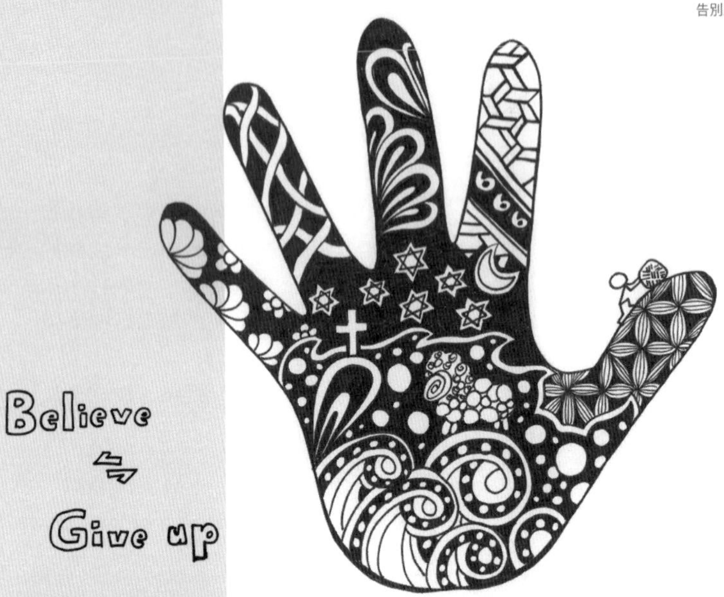

Believe or Give up

如同薛西弗斯將永遠的失敗，還是像彼得一樣靠著信心在海上行走？黑暗中閃爍著大衛之星，十字架超越了狂風暴雨。相信、放棄、應許。而魔鬼已然掙脫監禁，囂張狂妄，我又該選擇何者？

巨浪中，有十字架止息風浪，但暗夜裡是「早晨之星、明亮之子」，食指上囚禁著 666 的魔鬼，而魔鬼即將掙脫綑綁，閃爍在夜晚星空。

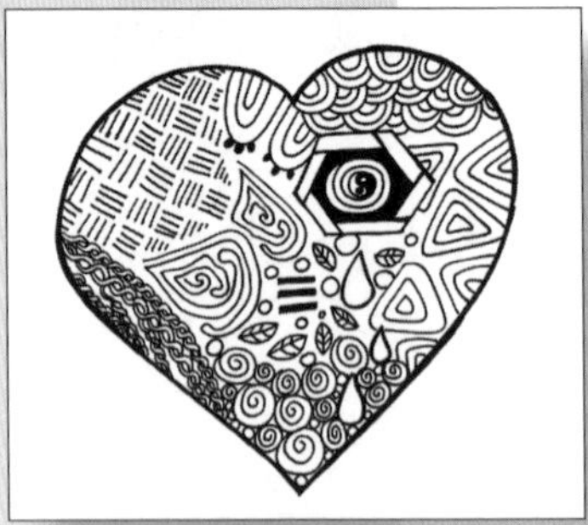

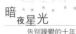

乾坤的懊悔

八卦缺角，而六屬於撒旦。陰陽流淚，在心中破了缺口。六屬於陰爻而衰，九屬於陽爻而衰。乾掛居中，亢龍有悔，六個圓如陰爻坤掛圍繞。而這個悔字，是悔還是毀？

我真的不懂，只覺得好痛，好痛。這是住院期間，我唯一一張邊畫邊哭的畫作。

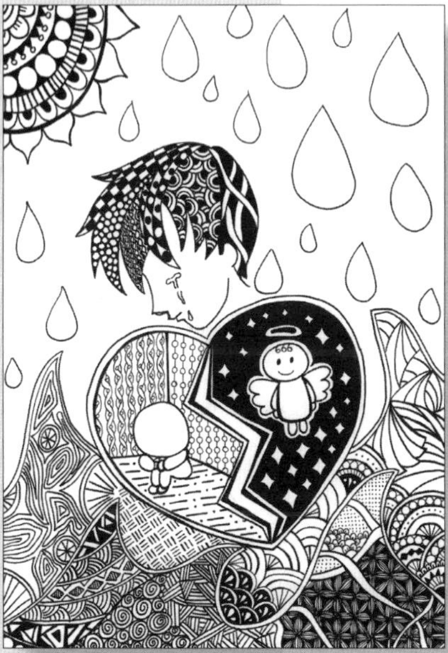

魔鬼也會偽裝成光明的天使

早晨之星，明亮之子還有 666，在《聖經》裡都被引用為魔鬼。天使的瀏海以及背景的星辰，屬於何者？

火燃燒著破碎的心，心裡一端住著恐懼害怕而孤獨的自己，如同幼年直到如今瑟縮於牆角；而另一半的心，是魔鬼，還是天使？雨下著，我哭著，而陽光依舊，火正燃燒，是我永遠摸不透而滿是傷痕的破碎。

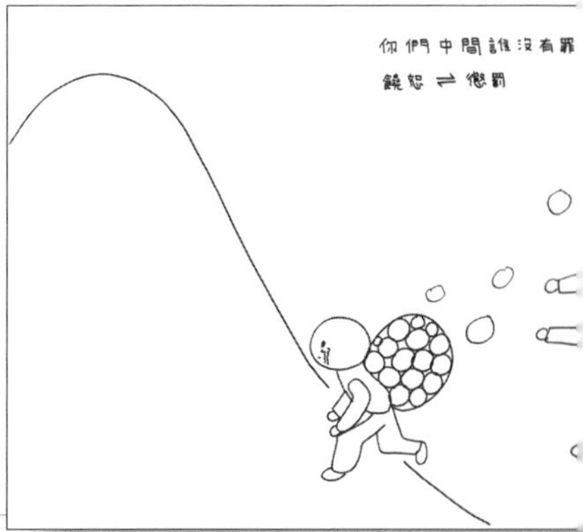

不要用他人的過錯來懲罰自己

這其實是醫生給我的功課，我忘了醫生要我做什麼，而我最後畫了這張畫，但醫生說我並沒有回答出我該怎麼做。

你們中間誰沒有罪的，可以丟第一顆石頭。我們都是罪人。選擇饒恕，或是選擇讓仇恨札根。不要用他人的過錯來懲罰自己，我還需要努力背負這些石頭繼續爬山嗎？

這幅畫，也是年幼的我唯一一次被霸凌的記憶。當年適逢選舉，不太會說台語的我被老師諷刺地說：「外省豬滾回去！」我不懂老師的意思，但隔天同學們拿紙球朝我丟，邊丟邊嘻笑著學老師諷刺的話語對我喊著。

隔天同學就沒有再這麼對我了，我想對當時的他們而言，可能也就只是有趣的嬉鬧。但不知道為什麼，我一直記得這件事；更不知道為什麼，二十多年後，我竟然把當年的恐懼畫出來了。

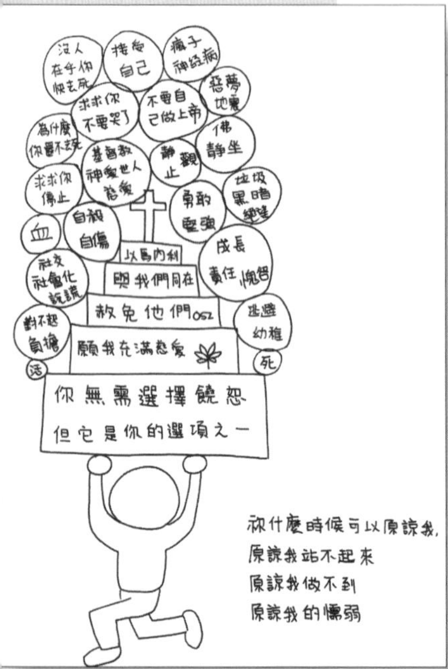

原諒

這也是醫生給我的功課，同樣地我也忘了醫生問我的問題。

背負了太多的期待與壓迫，最後連好好站立舉起這些東西都沒有辦法。中間是內心溫和的光明，上面的圓圈堆積著掙扎、過去、論斷、批評、懊悔、吶喊……

好累，神啊，可不可以原諒我？已經很努力了，但怎麼還是都做不到呢？

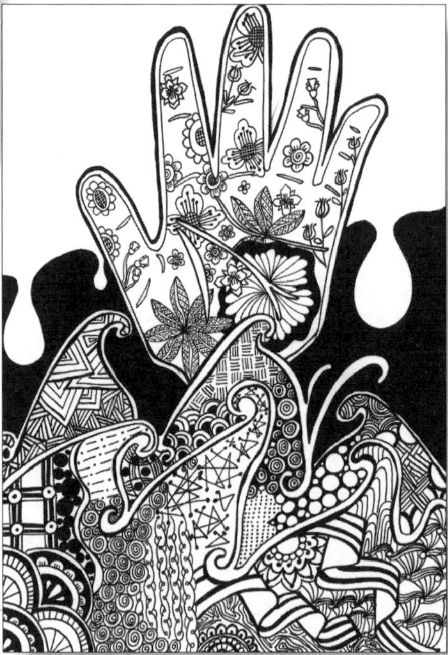

上帝的眼淚

耶穌救我。

在火中，我向祢舉手呼求，祢為我的痛而心碎落淚，熄了燒毀我生命的熊熊烈火。

醫生．醫生—魔鬼．魔鬼

蛇杖是醫生的象徵，但蛇同樣也是魔鬼的象徵。如果，蛇從杖上爬下來呢？畫中的蛇，部分纏繞在杖上，另一部分則纏繞住一個孩子。我沒有畫孩子的臉，是睡了，還是死了？是醫生，還是魔鬼？而我想到周大觀寫著：「只有醫『生』， 不會醫『死』。」或許，只是倦了。也或許，這張畫背後的魔鬼，不是醫生，只是我心裡面不斷掙扎衝突的小劇場。

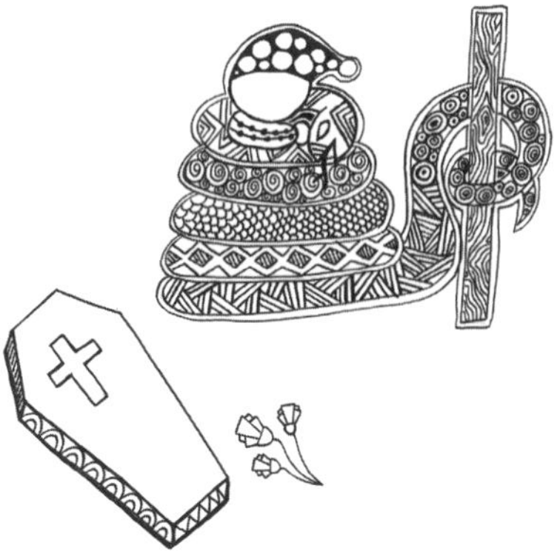

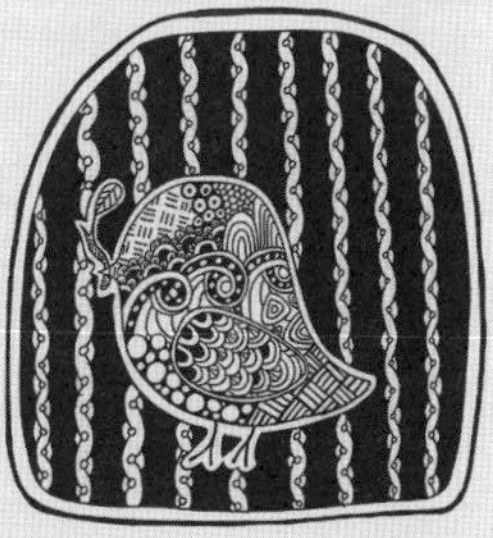

和平的囚禁

我很想出院，但醫生一直不同意我出院，於是我隔天畫了這張畫給醫生，一句話也沒有說。醫生看著畫，知道我想回家，開始跟我約法三章，討論出院的計畫。

儘管被囚禁著不能飛翔，但嘴中仍叼著橄欖枝。囚禁給予我們和平，還是我們囚禁了和平呢？

生機

出院後，回家的晚上，我再次畫了花朵。對我而言，又是新的開始，重返職場，重回社會，重新接觸我不太習慣的人群。不知道為什麼，花朵是我住院期間最喜歡畫的題材，突破了背後那些捆鎖的線條，我終於回家了。

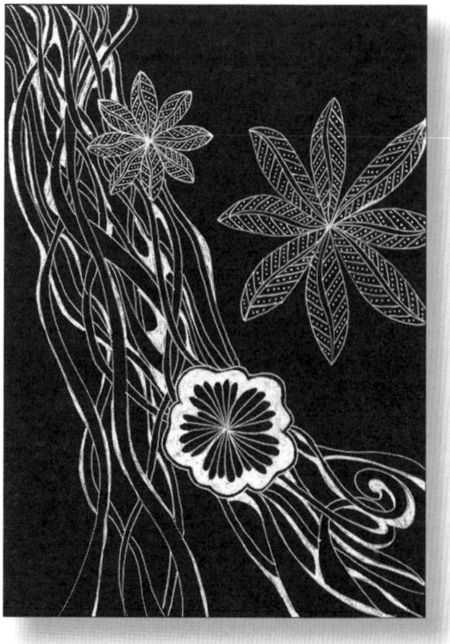

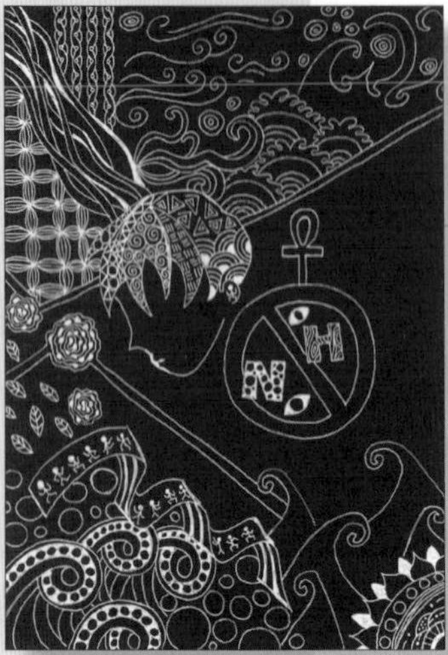

Zyprexa dancing

回家後，其實大腦還是挺吵的，非常活躍，偶爾也會聽到腦中正在開派對。所以我的頭頂亂七八糟很複雜，下面的彩帶上有跳舞的娃娃，如同我腦中喧鬧的聲音。浪花裡有火，火裡有太陽，太陽在底部，象徵這是一個顛倒的世界。上面的水氣則是有風、有浪、有雲海、有波濤，還有不知哪來的霧氣上騰，配上左上角規則的束縛，畫著大腦的擾動不安。右半邊的半成品其實是我無聊的自嘲，當時我正服用 Zyprexa（奧氮平），因此我故意畫了 NH 的元素，還畫上埃及石棺總會出現的安卡（生命之鑰），目前的學者研究安卡除了象徵可開啟生命得到永生以外，安卡也是護身符。據傳安卡有非常大的「驅魔能力」，而我在我服用的 Zyprexa 上畫上禁止符號，禁止符號分割成各半的臉，所以兩邊各有一個眼睛，而我正用安卡自娛娛人地驅魔我的藥── Zyprexa。

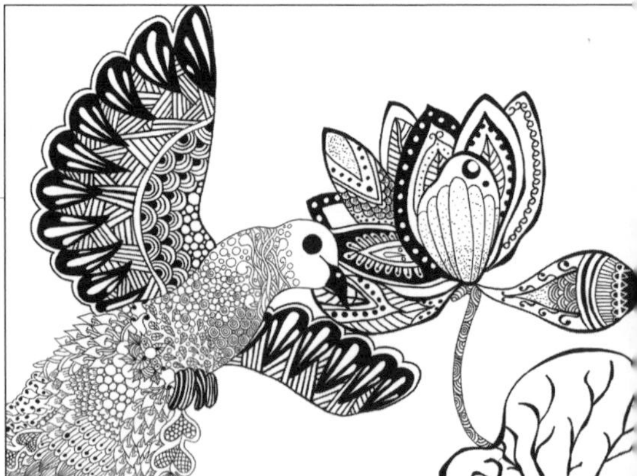

平靜與平安

這幅畫取鴿子與蓮花在基督教與佛教的象徵意涵。兩者是如此和諧毫不衝突，但兩者對我都有點困難。想要安靜一點，外在聲音就放大吵雜混亂；想要安靜一點，內在聲音跟著放大吵雜混亂。

畫會是心裡的反射嗎？

沒什麼耐心，其實很快就隨意畫好了，看起來就像施工到一半沒了資源草草了事，不算成品，也不算半成品的半調。

這部分，反射得很好。

人・魔

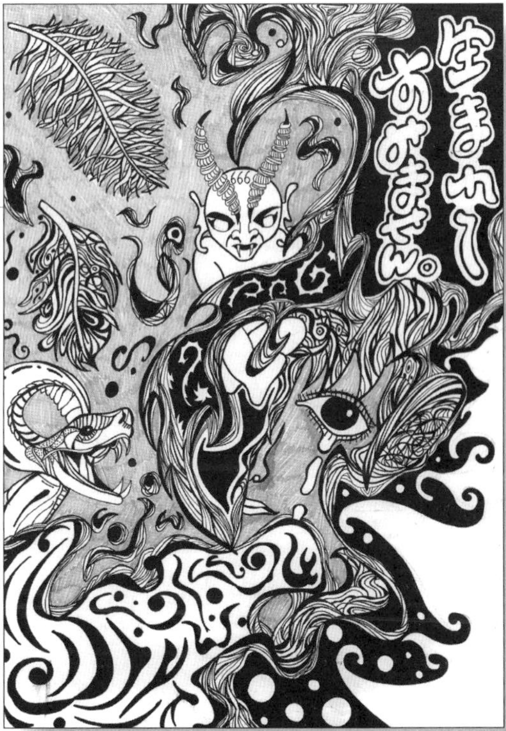
生まれてすみません。
666

這是我對「人」的一種痛苦控訴。傷害如魔鬼，又如地獄的火焰燃燒身軀。日文寫著「生而為人，我很抱歉」這句經典名言，是一種抱歉於究竟要歸因於自己，還是外在不合理的莫名。生而為人，感情羈絆太重，人與人卻又總是互相傷害。其實畫這幅畫時，我糾結在被人傷害的掙扎裡，原本黑暗的魔鬼成為畫中的明亮，唯一的人臉反而成為灰暗。

蛇從烈焰裡竄出，滿口利牙，但同樣也是用白色表示。人與魔於世俗中代表的黑白完全相反，反射著我內心的矛盾。我其實不太有能力畫出腦中的意象，因此蛇與魔鬼的形象其實都是參考網路素材，但也與我自己想表達的意思相距不遠，而文字則是不懂日文的我照著「畫」出來的。

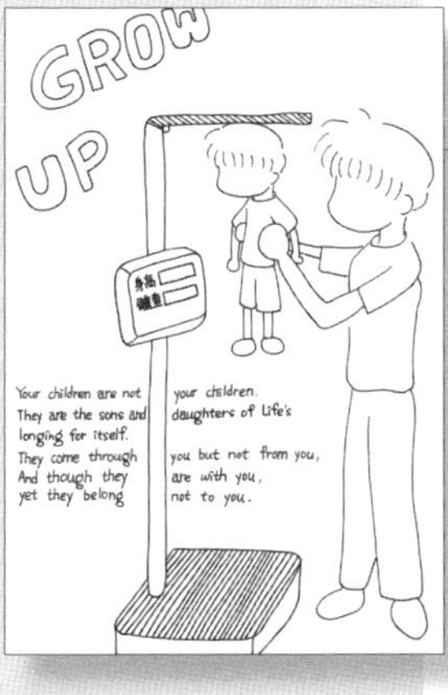
GROW
UP
Your children are not your children.
They are the sons and daughters of Life's
longing for itself.
They come through you but not from you,
And though they are with you,
yet they belong not to you.

長得像大樹一樣

我們還沒長大，但父母 / 社會卻已經給了許多我們無法承受的期待。我畫了醫院常見的身高體重機，小孩還很小，爸爸卻把他抱得高高的，好像他已經長得像大樹一樣，但他其實只是個小孩。

後面的英文文字，出自紀伯倫的《先知》，也是公視很紅的電視劇《你的孩子不是你的孩子》的出處。

To be or not to be

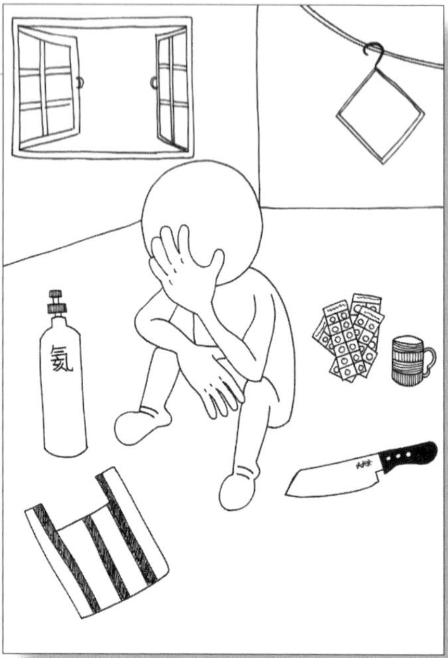

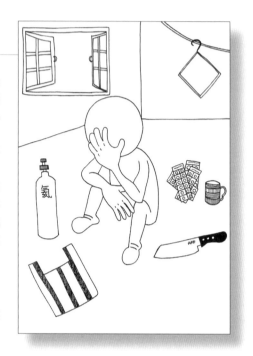

我畫了一張圖，是魔鬼戴著面具假扮牧師，畫完後覺得還不足以表達自己情緒的衝撞，只能說是發洩痛苦的控訴，感覺始終沒好太多。於是我又畫了這張圖，在畫作裡掙扎著是否該繼續活著。

變形用來準備上吊的衣架，打開準備跳樓的窗戶，散亂的藥跟一杯水，可以刺頸動脈噴血的菜刀，或者也可用來割腕。另外，還有我個人心中第一名的氦氣與塑膠袋。

「你怎麼不去死呢？」

「沒有人真的在乎你。」

「死了對大家都好，不會成為大家的負擔。」

「一事無成的廢物。」

「浪費社會資源的人渣。」

「懦弱的膽小鬼。」

「王八蛋活著幹嘛。」

「你寫的這些都是被附身的，根本不是你寫的。」

「你只是在演戲、在裝傻，就是個混蛋。」

「上帝看了你就噁心，你是魔鬼造的，不是上帝造的。」

「地獄等著你，你等著受永刑被火燒吧！」

「垃圾，而且是不能回收的廢物」

「去自殺吧，死了更好，死完更痛苦，快去死吧！」

……

……

……

我不斷告訴自己，我已經習慣了心裡的這些控訴，卻又怎麼也無法讓自己相信這些只是謊言。直到現在，這些話語仍然無法離開我的生命，反覆的在我心裡刻劃痛楚。當我包紮著傷口安慰自己這些都不是真的，卻又再次清楚地聽見牧師對我的那句怒吼：「你給我滾出教會，撒旦不准進來教會，給我滾出去，你這個魔鬼！」

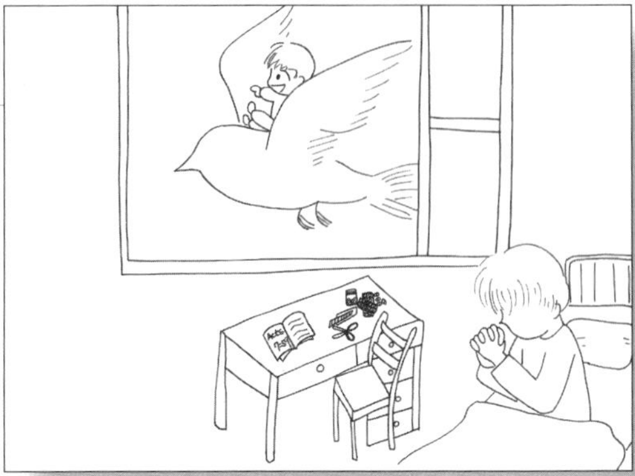

求祢接收我的靈魂

從我開始接觸信仰直到現在，許多時候，這句話時常成為我內心最深處的禱告：「主啊，求祢今晚帶走我的靈魂。」〈使徒行傳〉7:59

畫這張畫其實非常痛苦，桌上的散亂如同我的無助：藥、剪刀與美工刀，還有我用來尋求平安的《聖經》。我向神禱告尋求死亡，而在夜空裡，聖靈將溫柔地帶我離開，振翅帶我回到天家。

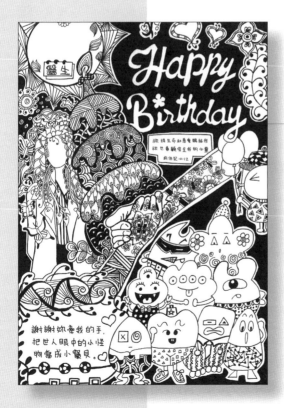

醫生的生日卡片

我畫了禪繞畫的蛋糕以及醫生的形象，前方則是被牽起的手。我的手纏滿了繃帶，受傷而破碎，但當醫生牽起了我的手，手就綻開了花朵，重新燃起了生機。小怪物則是我們的形象，儘管世人眼中覺得不可愛，但卻在接納中成為被疼愛的小寶貝。

上方的太陽原本有寫醫生的名字，整理畫作時塗掉留白了。

世界奇蹟

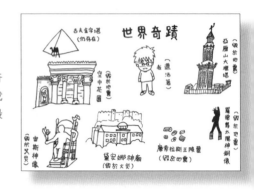

古文明七大奇蹟配上我，剛好八大奇蹟。古文明七大奇蹟幾乎都已損毀，而我竟然還活著、還能活著，本身或許就是最大的奇蹟。

請珍惜保護身邊的奇蹟。

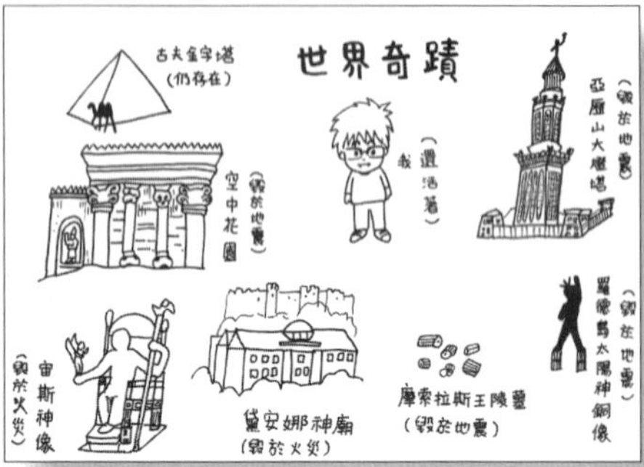
世界奇蹟
古夫金字塔
(仍存在)
我
(還活著)
亞歷山大燈塔
(毀於地震)
空中花園
(毀於地震)
宙斯神像
(毀於火災)
黛安娜神廟
(毀於火災)
摩索拉斯王陵墓
(毀於地震)
羅德島太陽神銅像
(毀於地震)

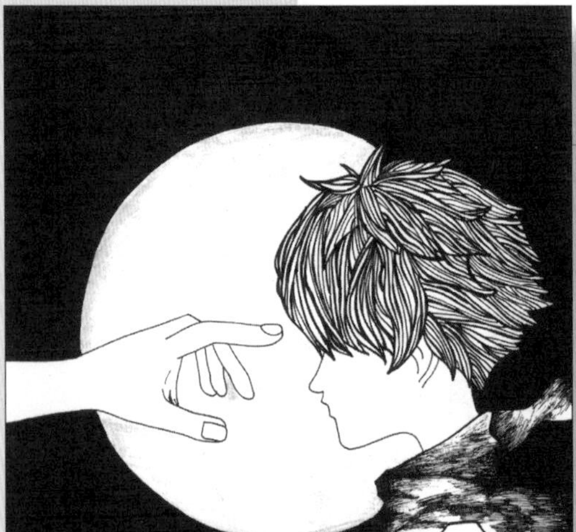

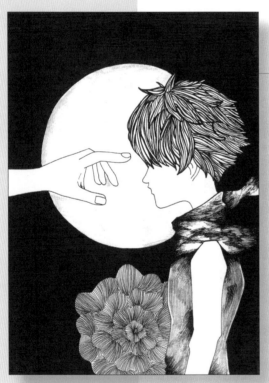

手中的珍貴〈醫生的生日禮物〉

這張圖不是被指責的意思。我改了《聖經》的故事；門徒問耶穌，一個人生來瞎眼，是他犯了罪，還是他的父母犯了罪，耶穌說不是他或是他的父母犯了罪，而是為了彰顯上帝的作為。耶穌醫治了他，而他也不畏權勢在眾人面前見證耶穌。

手不是指責，而是要伸手摸小王子的眼睛，代表著接納、相信與醫治。我很喜歡《小王子》的故事，因為曾有人說我是受困在地球上的小王子。把兩個故事綜合在一起，想表達的或許是：「有些隱藏而無法用眼睛看見的，當被用心看待時，看到的不再是罪，而是耶穌口中神的榮耀，是上帝起初最美好的創作。當被用心看見時，小王子會得到醫治，而他也終將能夠重新看見世界的美好。」

小王子的形象有參考網路的圖片，但我把整體的頭髮都改了。頭髮的陰鬱以及掩蓋的雙眼，我期待著能重新看見並相信，這個世界如同神起初創造的美好。

CHAPTER. 7

旅程的最後

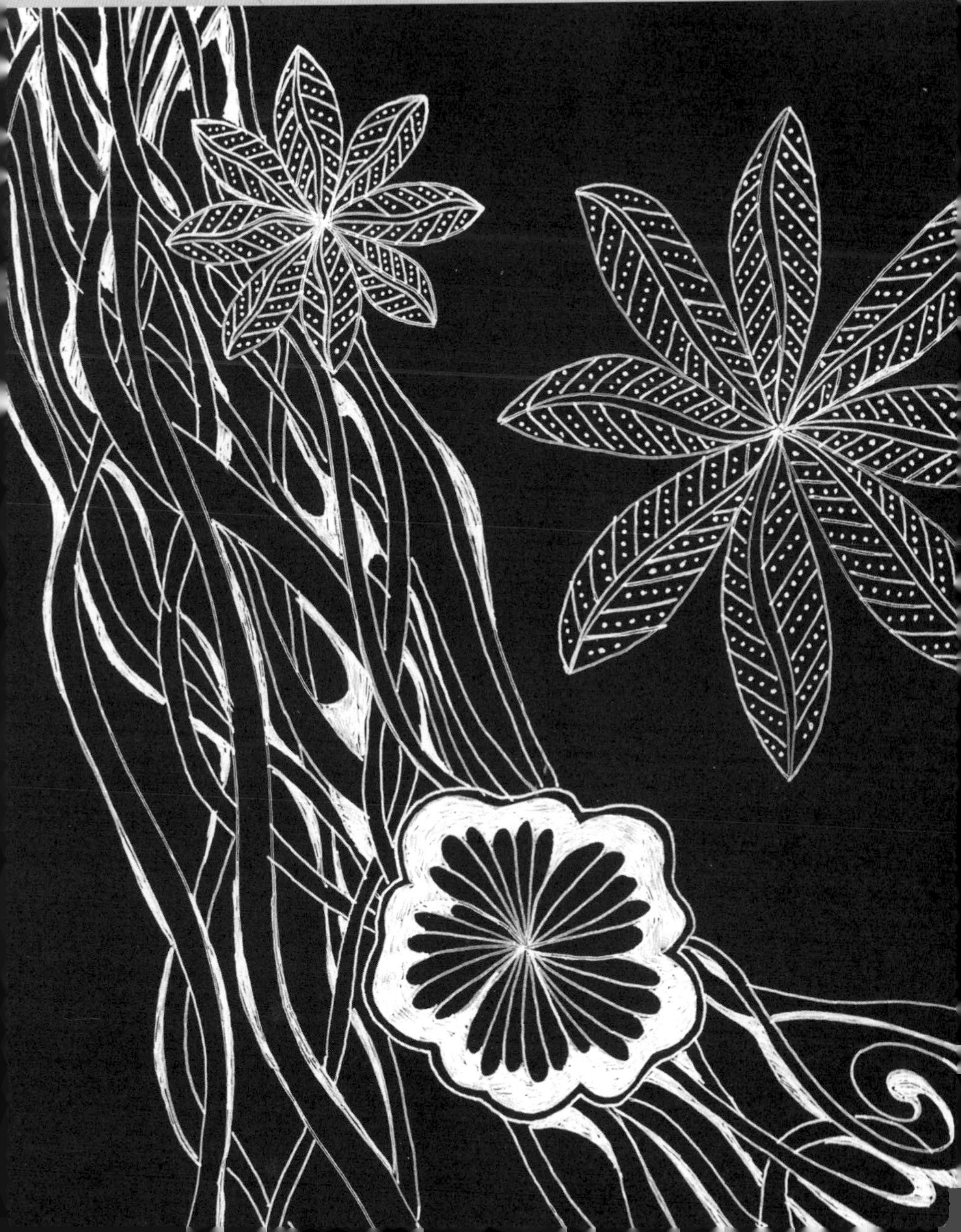

旅程

起站

如果用第一篇文稿書寫的時間起算，這本書，寫了超過六年。但眞正動工整理書寫，其實是最近兩年。這不僅是我二十幾歲的成長，更記錄我從離開校園到進入職場，以及回到高雄的生活軌跡。

研究所畢業後開始在台北工作。因爲研究所時期身心狀況非常穩定，躁鬱症輕微地攪擾已不再影響生活，讓我對未來充滿了憧憬與想像，帶著極大的熱忱想要「闖蕩未來」。然而工作半年後，因重鬱症重演激烈的自殺行動，離職返回高雄，並因此第一次住院。本書最初完成的，就是第二章〈杜鵑窩〉，不過這一章並非在出院後馬上寫下的。文中對醫院裡許多的描述，在我再次入院時，才發現實情跟記憶有些許出入。儘管如此，我沒有特別想修改〈杜鵑窩〉這個章節。對我而言，在小地方記憶混淆，也是當下混亂的我對周遭了解的其中一環；留下些不算錯誤的問題，反而顯得更爲眞實。

出院後開始諮商，一段時間後，我才寫下諮商過程中的對話。寫這些對話，並非想記錄自己的成長，是覺得有趣才動筆寫。我刪除了大部分對話，僅保留書中這些段落，稍微整理分類。第三章〈學飛〉裡的「沙灘上的足跡」則是諮商後期的功課；但與其說是功課，這次反倒是我自己認眞想要記錄。我發現用文字書寫，比與自己對話更直接，常常在文字出現眼前時，我才驚覺原來我心裡有這種感覺。「沙灘上的足跡」中的每一篇，都讓那個當下的我痛哭不止，甚至耗費數日才能完成。當時，工作不穩定加上對未來失去盼望，我也短暫再次入院；出院後在醫生要求下寫信給自己的內在小孩，哭了至少兩個星期，才完成醫生的出院條件，也總算開始想要長大。

開始運動，停止自傷，戒掉一直亂服用的安定文，規律作息，也回到職場。重回職場後也繼續保持生活的規律，運動、睡眠、飲食、生理回饋成爲最日常的一切。我再次覺得我戰勝躁鬱症，對生命重燃熱情，於是眞正動筆記錄了這個「進行中的故事」。我補上了第一章節作爲故事的起頭，把躁鬱、失眠、幻聽、自我傷害與自殺意念等老調重提，信心滿滿地寫了「完整」交代現在的我。跟我的少女時代剛發病時唯一的不同，可能只是從不再肯定能「停藥痊癒」，轉爲我可以「控制到趨近痊癒」。

下一站

起站發車，「完整」寫完後，我因高燒不退入院。找不到原因，克流感也吃了，但連醫生都覺得不像流感。而在此約兩個月前，躁鬱症已經悄悄在我裡面恣意橫行；精神科藥物並未調整，我心想或許就只是像過往一樣地輕微起伏，總會過去吧？

但這次並沒有如往常一樣過去；醫生增加藥物，生活一片混亂，工作異常艱鉅。醫生發了三次住院通知，但我不想離職，覺得努力了那麼久，眞的不想放棄。結果沒住進精神科病房，卻再次因高燒不退入院；依然不是流感，依然找不到原因。住院休息再次讓我撐過離職，出院後繼續工作，但精神狀況起伏不定。單位同事向主管反應我似乎「心情不好並且容易生氣」，其他單位的主管向我的主管抱怨我的行爲如同幼兒，我自己則如同失憶，寫滿工作筆記卻仍時常遺漏交辦事項。某次大腦甚至已經壞到跟主管說我要請假，主管問我要做什麼，我跟他說要請假流浪去自殺，當下隨即被主管送往醫院。

又住院了，第三次。出院後我離職了，但仍然偶爾回公司幫忙，純粹想幫主管跟同事，覺得受他們許多幫助。這是我工作最久的一次，對大多數的人來說可能很短，但工作一年七個月整，對我而言，眞的很不容易。離職後，主管跟同事仍會找我聚餐；某種程度上，知道自己仍是被肯定的，心裡有種莫名的安慰。

「你平常表現眞的很好，只是當時生病了沒辦法。」

主管跟我說了好幾次類似的話。工作上的成就感以及對未來的抱負，對此刻的我意義都不大。但在這份工作中，我確實感覺到安慰，離職後同事們偶爾私下傳訊息詢問我最近的身體狀況，也在某種程度上安慰了我，自己其實人緣不錯，躁鬱也算壓抑得勉強及格，至少沒摧殘掉我在職場上的人際關係。

休息站

離職後兩次報考公職，都收到錄取報到通知，卻都因身體狀況不佳，每星期至少往返醫院三次而取消。原本無解的高燒問題又再次浮現，各科檢查與回診使醫院成爲某種詭異而熟悉的自家廚房。賦閒在家，輕躁肆虐，久未出現的失眠重演，但也在藥物幫助下，情緒趨穩慢慢改善。精神好多了，開始應付身體上的小蟲子。我調整自己的飲食，在兩個月內減掉住院時服藥增加的十公斤體重；調整飲食也改善了部分健康狀況，儘管這麼做會造成外食不便，但有某種輕鬆自在的喜悅。很想恢復運動，但一動就喘得厲害，偶爾眼前一片黑暗，常常看著球場及太陽興嘆，渴望著烈日下流汗淋漓的那種暢快。

對未來不可能沒有徬徨。隨時光推進，我不再年輕，工作又不夠穩定，學歷給我的光環也將褪色。我不斷安撫自己，停止批評論斷自己，停止攻擊傷害自己，學習接納包容自己，對自己的生命負責。而我所找到的平衡，是至少待業期間，照顧好正在強烈對我抗議的身體；讓體重恢復正常，肌肉量提升，控制飲食幫助身體恢復健康，只要身體允許就曬太陽短程步行。除了精神科，手邊又多了些藥，但總有種坦然，似乎活著本身就已經是生命的奇蹟。有人覺得吃藥毀了他的一生，我常常在想，其實，吃藥好像反而挽回了我的人生。雖然藥物的副作用令人討厭，但相較服藥前的不適，副作用顯得和藹可親；不管是精神科藥物救我免於最直接的死亡，或是現在各科的藥物緩解了我許多身體上的攪擾。想想，或許，我的個性本質，其實應該是個積極樂觀的人吧？

轉乘站

用旅程來比喻生命，是種很特別的感覺，這也是近年來才有的體悟。生命旅程中，旅客上上下下，就像生命中任何一個人其實都只是過客，有人下車、有人上車，在人際分離焦慮中，我總算稍微長大了。當然，對於重要他人的離開，我還是會傷心，但感覺會過去，不再如鬼魅般永遠折騰糾纏著我，我也終於能學習在關係中稍微自在地做自己。光就這一點微小的進步，這十年走過的所有跌倒創傷，對我而言早已物超所值。我感謝這些年陪我一起同行的生命，用他們的生命翻轉了我的生命，改變了我的眼光，使我能夠看見旅程中美麗的風景，而不是在旅程中恍神沉睡。我不知道他們什麼時候會從我的生命列車下車遠行，不知道我會不會在哪一刻自己從他們的生命列車下車獨自冒險，但沒有這十年來的安全與信任，我想我可能永遠走不出對人的焦慮與恐懼。

生命的列車繼續前進，二十幾歲即將逝去，馬上連問卷調查都得勾選另一個年齡區間的欄位。子曰：「三十而立」。這個立，是出於知禮。立於自身修養，可能有點遙遠，但立於晚熟漸趨長大，這個立，倒是立得實際。

而立，將轉乘前往何方，我真的不知道。但旅途最大的驚喜本就來自於其無法預測，我又何必用想像去偷偷拆取上帝特別爲我預備的禮物與祝福？

幼稚與成熟、自卑與接納、自傲與謙卑、焦躁與放下、遲疑與親密、不安與相信、低落與舉目、任性與堅持、放棄與韌性……我卡在中間，不上不下。然後我笑了一下自己，總被說沒有灰色地帶的我，除了黑白，其實有著許多的過渡，過渡著一個晚熟少女逐漸轉向大人的旅程。

後記

各按其時

我一開始並沒有想寫這本書，出版過程確實是場峰迴路轉又一言難盡的意外，而全書內文早已跟一開始完全不同，連一絲殘存的稿件都遍尋不著。跟朋友聊天時總會笑說，可能有一天，我退休了、老了、什麼都不在意了，我會寫一本書，回顧自己的生命，然後用一種淡定的眼光，笑看所謂的躁鬱。

誤打誤撞的出版，跟我想像的老年出版期程，實在早得太多。然而，我總會想到，「神造萬物，各按其時成為美好。」沒有什麼意外，當然也可以說，生命本身就充滿了意外，因此一切反而成為常態。但不可否認的，我覺得很累，也覺得該停了。

我不是那麼喜歡寫躁鬱的文章，這是我生命的特質，我的一部分，但永遠不是我的全部。我今年即將滿三十歲，我還記得即將滿二十歲的那年，我很焦慮，想著是否應該自殺而充滿恐懼，從未想過自己能夠活到成年。而後的幾個生日，我幾乎都沒有任何期待，總是充滿焦慮不知所措。此刻，即將告別二十幾歲。有些研究說，其實直到三十歲，大腦才發育完全；若此，今年我即將成年，也總算在心態上，我覺得自己進入成年。

不管是我接受了、習慣了、疲憊了、放下了、變好了、走過了、長大了，或是更多不知道的為什麼與理由，我想停筆，告別躁鬱，告別自己的二十幾歲，開始另一個生命階段，學習生命其他的功課。我想要找回我遺失的這十幾年，想要做一些自己喜歡的事，想要學一些我沒有接觸過的領域，想要尋回一些我錯過的感動、歡笑、淚水，以及很多很多的親密時刻；不管是家人或是朋友，還是那些因爲恐懼曾被我放下的一些什麼。

我是很烏托邦的人。初次投稿我的第一本書《親愛的我，你好嗎：十九歲少女的躁鬱日記》時，我還未成年，對自己情緒反應極不熟悉，人際關係一團混亂，並且第一次感覺到社會如此不友善而危險，「信任」成爲一個令我質疑的動詞。但我仍試圖帶來某種希望，不管是對病友還是他們家庭，我試圖帶來某種安慰，因此在作者介紹中，我寫我總在倒數停藥，一種能到得到完全治癒不再服用藥物的盼望。私心的部分，我希望父母理解我，也希望其他病友被他們的親友理解。出版後，我幾乎沒有回頭看過書稿，這幾年，對書稿內容的印象幾乎是一片空白。然而，我相信，書裡一定有非常多錯誤的資訊，不管是對醫療、諮商、藥物、症狀，還是種種其他部分。我一直懷著某種愧疚，好像做了某種誤導，因此此刻撰寫時也感到某種道德上的壓力。我只是有躁鬱症，我不是相關專業背景的人，我所知很有限；住院以後，看到其他躁症或是鬱症明顯發作的人，我發現我們都不一樣。即使我知道對方生病，我也會跟對方吼；即使我們都在哭，但擊垮我們、讓我們痛哭的原因都不一樣；縱使我們話都很多，但每個人停不下來的方式也不盡相同；可能我們都有很多的不切實際跟衝動，但我們的失控也都有所差異。我從來無法代表躁鬱症，我只是我，一個到現在都還搞不太清楚自己生命的晚熟成人，一個到現在做噩夢都還想要躲在爸媽身旁的幼稚成人。而當年，我知道我還帶著許多的憤怒在撰稿；諮商過程讓我受傷、難過、無助，信任感瓦解，而學校某些師長與同學的反應也讓我感到破碎。即使後來在教會重建了對人的信任與不切實際的天眞，但同樣又在教會被狠狠傷害。

我不是魔鬼。這句牧師口中的控訴，至今仍然令我很痛；想到還是會哭，但我不是魔鬼。以前，我接受所有別人的論斷，讓人點評我的挫敗，攻擊我的脆弱。但我不是魔鬼。這麼多年了，即使在我覺得最安全的環境裡，我還是會感覺被傷害。但我知道我不是魔鬼，魔鬼不會去陪伴有需要的孩子讀書，魔鬼不會去醫院陪伴心靈受傷的人，魔鬼不會願意伸手幫助弱勢的族群；魔鬼不會陪人一起流眼淚、不會想擁抱靈魂的破碎、不會在心裡靜靜地爲人向上帝禱告。我不是魔鬼。以前不是，現在不是，未來也不可能是。牧師無法定義我的生命，他人無法決定我的價値，而我知道在神的眼中，祂看著我的生命說了甚好，我的生命在祂手中各按其時，成爲美好。

此刻回想，我不會說我忘記這些疼痛，但這些疼痛很眞實地讓我成爲現在完全的自己。就像我開始學習，生命的旅程，旅客來來回回，有些人會下車，而我會繼續往前。我總是往前了，縱使跌跌撞撞，繞了那麼多年的路，我還是往前了。走得慢一點又如何呢？我總是能夠走到終點。人生，近看是場悲劇，但遠看卻是喜劇。卓別林當丑角娛樂世界，而我筆下的小丑失去了自己，眞正的丑角如他，卻拉長了時間空間，面具下終究可以擁有自己，喜劇地結束自己生命的劇本。

你或許發現，這本書看似有不只一篇的後記，且每篇的思考邏輯、看法與價值觀，都不太相同。我保留了這些不同的後記，這是近幾年我成長的每一個階段。我從以爲規律控制自己生活、結束躁鬱的攪擾，到躁鬱仍然攪擾但我選擇接受與她共處，到此刻，我想要停下來面對生命的下一個階段。如前所述，我覺得我該停筆，而我不想定義這個結束是接受或是放下，也不想定義爲「我相信自己會好我就一定會好」，我只是該啓程了。三十歲，有將近二分之一的生命在與躁鬱拔河，說眞的已經夠了，也累了。方格子網路平台上，我開了幾個專題，日常書寫的散文，很傻很愚蠢的生活對話，我想做的一點點信仰見證，以及躁鬱日記。我的想法很簡單，我只是普通人，跟任何人一樣的普通人。我的生活很好笑，我的內心小劇場很多，我就是一個很普通的人。生活對話，根本不能算是文章，這些本來都只是我Facebook私人版上的一些貼文，沒有公開的必要，也沒什麼閱讀的價值，但我就是想讓這個社會看見，我只是生活在這個世界任何人身旁並不特別的一般人。

每個人身旁都有心靈破碎的人，不管是身體上或心理上的，他們都需要安慰。沒有人願意眞正去傷害自己所愛的人，但無知是否會讓我們成爲無意間撒鹽在他人傷口上的人呢？小時候，我總覺得我會做些什麼大事，長大了以後，才知道我小時候的想法很像社會企業。我沒有小時候的自己以爲的那麼厲害，我做不到好多小時候我想做的事，我已經不像小時候的自己有那麼多的勇氣，更不像小時候的自己有那麼多的單純相信；甚至於一直存在我生命中的烏托邦泡泡，都一個又一個地慢慢破滅。但小王子最後還是深愛他的玫瑰花，即使離開狐狸令他傷痛，即使毒蛇的親吻麻痺窒息，他還是想回家。玫瑰花應該早已凋謝，猴麵包樹也應該早已霸占了他的小星球，但他還是要回家，即使這個回家只能用未知的靈魂擁抱，他還是要回家。

最近這幾年，身體不是那麼舒服，感覺生命是如此脆弱渺小，跟以前想自殺的感覺差距甚遠。你會想抓緊一些什麼，也會覺得許多事情抓得太緊。我會想在呼吸平順時做點簡單運動，想在突然心血來潮的衝動中學些有趣的新體驗；可能，最想做的，是抓住我錯過的那些年。我想重走一回青春與成年早期，想要做些自己喜歡但還沒做的事，想實際去感覺一下我夢裡想編織的那些藍圖，想偶爾不那麼在意他人，自私一些、放逐一下。

如果說，這是關於躁鬱的最後一篇後記，那麼，謝謝我生命中曾經出現的每一個人，因爲你們讓我成爲現在的自己。陪伴我的、關心我的、傷害我的、打擊我的；對我冷漠、對我溫暖、對我論斷、對我接納；擁抱我、推開我、牽緊我、打擊我；我深愛的、我心碎的、我在乎的、我恐懼的。

沒有偶然，沒有錯誤，全部各按其時，你們一個又一個地出現，都讓我成爲此刻，比當年更好的那個自己。

祢，是我生命全部的讚美。

編輯後記

在這流行以通訊軟體對話截圖取代文字表述的年代，本想截幾張我與思瑀對話的圖，應比文字更能傳達作者與編輯的溝通情境。除了討論文稿，我們常在LINE裡互曬照片，或是作者不停地逗編輯笑、可愛地撒嬌連發，然後編輯丟出一句冷冷的「神經喔」作結。

思瑀投稿第一本書給心靈工坊時，還未滿二十歲，甚至無法簽約。看著她這些年的轉變，從憤世嫉俗、與諮商師吵架、期盼停藥康復，到不放棄以文字和繪圖療癒自己、尋找救贖，但仍不斷自傷、進出醫院，到終於與躁鬱和平共處，成爲能穩定工作的社會人士，我彷彿見證了一個上帝的奇蹟，覺得不可思議。十年過去，少女思瑀變得成熟、轉大人了，她對這一段與躁鬱爲伴的旅程由衷感謝，願意慷慨分享，這也是我們出版這本書的初衷。

這不是心理治療書籍或研討會中的「個案」，而是一個活生生的人，講著深刻的故事。

思瑀坦誠而有節制地表達了病中情思，發揮她天生的幽默感和覺察力，寫出令人反思的文字。對於像我這樣對精神疾病一知半解的普通人來說，讀再多個案研究、看再多戲劇電影，也比不上閱讀本書所帶來的理解與震撼。

思瑀在書中除了展現驚人的繪畫天分，她的廣識也令人佩服。例如她與諮商師的對話中，出現了「愛的語言」一詞，典出心理學者蓋瑞．巧門（Gary Chapman）的理論，指出人類有五種表達愛的語言，擁抱是其中之一。許多信手拈來的引用，豐富了本書，也成爲編輯工作中的意外收穫。

每個人在成長過程中，或多或少都遇過心靈破碎的人。看書稿時，我總想，如果能早一點了解躁鬱症，或許當時的我就更懂得如何和或憂愁或怪異的她們相處，而不是眼睜睜在岸邊看著她們日漸陷溺，彼此都束手無策。

編輯是隱身書後的角色，但在作者熱情邀約下，我很榮幸借書中一角，表達個人的感謝與感動。

我們只是地上微不足道的生命，但每個人都奮力活下去。願本書的出版，能在闇夜帶來丁點星光，照亮角落裡還未放棄的破碎靈魂。（黃心宜）

延伸閱讀

- 《躁鬱之心〔改版〕》（2018），凱・傑米森（Kay R. Jainson），天下文化。
- 《我的躁鬱人生不抓狂指南：面對混亂失序，如何生活、戀愛，好好照顧自己》（2017），艾蜜莉・雷諾茲（Emily Reynolds），木馬文化。
- 《他想要月亮：躁鬱的醫學天才，及女兒了解他的歷程》（2017），咪咪・貝爾德、意芙・克萊斯頓（Mimi Baird, Eve Claxton），究竟。
- 《躁鬱狂潮：改變心情，迎向美好人生》（2017），夏一新，健行。
- 《躁鬱症跟你想的不一樣》（2017），許添盛、齊世芳，賽斯文化。
- 《走進躁鬱世界〔修訂版〕》（2012），蘇東平等，原水。
- 《是躁鬱，不是叛逆：青少年躁鬱症完全手冊》（2010），大衛・米克羅威茲、伊利莎白・喬治（David J. Miklowitz, PhD、Elizabeth L. George, PhD），心靈工坊。
- 《躁鬱症完全手冊》（2006），福樂・托利醫師，麥可・克內柏（E. Fuller Torrey，Michael B. Knable），心靈工坊。

- 《我的孩子得了憂鬱症：給父母、師長的實用指南》（2005），法藍西斯·孟迪爾（Francis Mark Mondimore），心靈工坊。
- 《他不知道他病了：協助精神障礙者接受治療》（2003），哈維亞·阿瑪多，安娜麗莎·強那森（Xavier Amador，Anna-Lisa Johanson），心靈工坊。
- 《愛之語：兩性溝通的雙贏策略》（1998），蓋瑞·巧門（Gary Chapman），中國主日學協會。

心靈工坊 PsyGarden
Story 021

暗夜星光：告別躁鬱的十年

Starry Night: Farewell to My Bipolar Journey

作者：思瑀

出版者—心靈工坊文化事業股份有限公司
發行人—王浩威　總編輯—王桂花
責任編輯—黃心宜 特約編輯—鄒恆月
內文設計排版—董子瑈
通訊地址—106台北市信義路四段53巷8號2樓
郵政劃撥—19546215　戶名—心靈工坊文化事業股份有限公司
電話—02) 2702-9186　傳真—02) 2702-9286
E-mail—service@psygarden.com.tw　網址—www.psygarden.com.tw

製版・印刷—中茂製版印刷股份有限公司
總經銷—大和書報圖書股份有限公司
電話—02）8990-2588　傳真—02）2990-1658
通訊地址—248新北市五股工業區五工五路二號
初版一刷—2019年8月　ISBN—978-986-357-156-8　定價—320元

國家圖書館出版品預行編目資料

暗夜星光：告別躁鬱的十年／思瑀著.
-- 初版. -- 臺北市：心靈工坊文化, 2019.08
面；公分.--（Story ; 21）
ISBN 978-986-357-156-8（平裝）

1.躁鬱症　2.通俗作品

415.985　108013316

心靈工坊 PsyGarden 書香家族 讀友卡

感謝您購買心靈工坊的叢書，爲了加強對您的服務，請您詳填本卡，
直接投入郵筒（免貼郵票）或傳眞，我們會珍視您的意見，
並提供您最新的活動訊息，共同以書會友，追求身心靈的創意與成長。

書系編號－ST 021　　書名－暗夜星光：告別躁鬱的十年

姓名　　是否已加入書香家族？ □是 □現在加入

電話（公司）　（住家）　手機

E-mail　生日　年　月　日

地址 □□□

服務機構／就讀學校　職稱

您的性別—□1.女 □2.男 □3.其他

婚姻狀況—□1.未婚 □2.已婚 □3.離婚 □4.不婚 □5.同志 □6.喪偶 □7.分居

請問您如何得知這本書？

□1.書店 □2.報章雜誌 □3.廣播電視 □4.親友推介 □5.心靈工坊書訊
□6.廣告DM □7.心靈工坊網站 □8.其他網路媒體 □9.其他

您購買本書的方式？

□1.書店 □2.劃撥郵購 □3.團體訂購 □4.網路訂購 □5.其他

您對本書的意見？

封面設計	□ 1.須再改進	□ 2.尚可	□ 3.滿意	□ 4.非常滿意
版面編排	□ 1.須再改進	□ 2.尚可	□ 3.滿意	□ 4.非常滿意
內容	□ 1.須再改進	□ 2.尚可	□ 3.滿意	□ 4.非常滿意
文筆／翻譯	□ 1.須再改進	□ 2.尚可	□ 3.滿意	□ 4.非常滿意
價格	□ 1.須再改進	□ 2.尚可	□ 3.滿意	□ 4.非常滿意

您對我們有何建議？

本人同意　　（請簽名）提供(真實姓名／E-mail／地址/電話等資料)，以作為心靈工坊（聯絡／寄貨/加入會員／行銷／會員折扣等）之用，詳細內容請參閱 http://shop.psygarden.com.tw/member_register.asp。

廣　告　回　信
台北郵局登記證
台北廣字第1143號
免　貼　郵　票

心靈工坊 |PsyGarden|

台北市106信義路四段53巷8號2樓

讀者服務組　收

免　貼　郵　票

（對折線）

加入心靈工坊書香家族會員
共享知識的盛宴，成長的喜悅

請寄回這張回函卡（免貼郵票），
您就成爲心靈工坊的書香家族會員，您將可以——

⊙隨時收到新書出版和活動訊息

⊙獲得各項回饋和優惠方案